ESSAI

D'UNE

TOPOGRAPHIE MÉDICALE

DU BASSIN DE TLEMCEN,

PAR M. CATTELOUP,

Médecin en chef de l'hôpital militaire de Tlemcen.

PARIS,

IMPRIMÉ PAR HENRI ET CHARLES NOBLET,

RUE SAINT-DOMINIQUE, 56.

1854

ESSAI

D'UNE TOPOGRAPHIE MÉDICALE

DU

BASSIN DE TLEMCEN.

ESSAI

D'UNE

TOPOGRAPHIE MÉDICALE

DU BASSIN DE TLEMCEN;

PAR M. CATTELOUP,

Médecin en chef de l'hôpital militaire de Tlemcen.

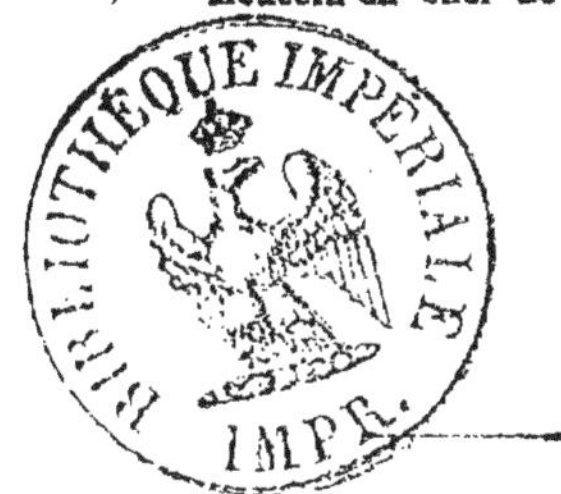

PARIS,

IMPRIMÉ PAR HENRI ET CHARLES NOBLET,

RUE SAINT-DOMINIQUE, 56.

1854.

ESSAI

D'UNE TOPOGRAPHIE MÉDICALE

DU BASSIN DE TLEMCEN.

Il est impossible de bien connaître les causes pathogéniques d'une localité, si l'on n'a pas étudié pendant de longues années l'empire qu'exercent sur l'homme les nombreuses influences dont il est entouré, provenant du sol, de la chaleur, de l'atmosphère, des végétaux, etc., influences d'autant plus énergiques, que son organisation complexe, délicate, le rend, de tous les êtres organisés, le plus impressionnable à l'action des modificateurs extérieurs.

Dès les premiers jours de notre installation à Tlemcen, qui date de neuf années, nous avons considéré comme un de nos premiers devoirs d'étudier ce pays, où nous étions appelé à fonctionner pendant si longtemps. Nous avons amassé de nombreux documents, et nous réunissons aujourd'hui ceux qui ont trait à la topographie médicale. Nous avons cru pouvoir être utile en venant, après M. Cambay, soit compléter ses renseignements, soit en donner de nouveaux, au moyen de notions plus étendues, dues à des études géographiques suivies grâce à la sécurité complète dont nous jouissons dans le pays depuis plusieurs années.

Le territoire de Tlemcen, tel qu'il a été décrit par M. Cambay, n'est pas aussi étendu aujourd'hui qu'il l'était alors. La subdivision de Sidi-bel-Abbès a été en partie constituée par le pays des Beni-Amers, et par un vaste territoire qui n'appartient plus à Tlemcen. Du reste, pour faire la topographie médicale d'une contrée, il n'est pas nécessaire d'envelopper une étendue trop large; il suffit de décrire une région dont les influences directes ou indirectes doivent se faire sentir de près ou de loin sur une population. Il ne sera question dans ce travail que du bassin de Tlemcen, comprenant la ville et la banlieue. Nous ne nous occuperons pas des territoires de Nemours, de Lalla-Margnhia et de Sebdou.

I. — DESCRIPTION GÉOGRAPHIQUE.

1° *Du bassin de Tlemcen en général.*

Il se compose de plusieurs petits bassins secondaires : 1° au sud, de la vallée de Tierni, parallèle au bassin de Sebdou ; 2° à l'ouest, du bassin de la Tafna ; 3° à l'est, de celui de l'Isser; et 4° au centre, des bassins de la Safsef et de l'Amiguier.

Ces quatre rivières arrosent une vaste étendue de terrain, environnée d'une ceinture de montagnes, ses limites les plus éloignées. Vue dans le lointain, elle semble parfaitement plane et surmontée seulement de quelques éminences; mais elle se subdivise en une foule de dépressions, séparées par des cours d'eau coulant dans de profonds ravins, et une multitude de petites saillies ou collines, contreforts ou prolongements avortés, se reliant d'une part au bourrelet maritime, et d'autre part à la zone montagneuse qui, des bords de la Malouia, dans le Maroc, se continue, derrière Tlemcen et à l'est, par plusieurs embranchements parallèles souvent interrompus, avec la grande chaîne qui, partant de Sidi-bel-Abbès et du territoire de Mascara, se termine au Tessalah.

Pour se faire une idée exacte et générale de ce bassin, il faut se placer sur une hauteur qui le domine en entier, sur le minaret de la grande mosquée, par exemple. De ce point très-élevé, une vaste étendue de terrain se déroule à la vue, bornée à l'horizon par un large développement de montagnes, d'apparence circulaire. Ce sont :

1° A l'ouest, les hautes montagnes des Trara, qui laissent apercevoir la mer, et quelquefois même les côtes d'Espagne, par une dépression ou échancrure au milieu de laquelle passe la Tafna à son embouchure, en face de Rachegoun;

2° Au nord, par une série d'éminences qui, partant du pays des Houlaça, sur la rive droite de la Tafna, vont, en passant par Ain-Tak-Balet, le point le plus culminant de cette zone, se terminer au Teniet-el-Filalis, sur lequel est placé le deuxième télégraphe à partir de Tlemcen. Là existe un plateau raviné où coule l'Isser, au-delà duquel on aperçoit au loin le Tessalah ;

3° Au sud, par la chaîne de Tierni, surmontée du Nador ;

4° Et enfin, à l'est, par la continuation de cette chaîne qui se divise au-dessus du Mefrouch en deux prolongements à peu près parallèles : l'un, le plus rapproché, se dirigeant vers le nord jusqu'au Teniet-el-Filalis, séparant la riche vallée d'Ouchba des Beni-Ouazan. On rencontre dans ce pâté de montagnes, comme points élevés, le Djebel-Hannif, à 1,298 mètres au-dessus du niveau de la mer, et le Djebel-Tisi, qui s'élève à une hauteur de 1,077 mètres, et au pied duquel se voit une pittoresque et riche vallée plantée d'arbres, avec des cours d'eau nombreux. L'autre prolongement, plus à l'est, passe à Iebder, petite ville arabe, à Adjar-Roum, ancienne ville romaine, dont on voit encore les ruines; à Tellout, remarquable par l'exubérance de sa végétation, et va se perdre à Daya. Ces deux prolongements servent de limites, à l'est et à l'ouest, 1° à la plaine de Tafrente, très bien cultivée, mais parsemée de flaques d'eau dans quelques endroits; 2° à la vallée dans laquelle coule l'Oued-Chouli, couverte d'une riche végétation ; 3° à la vallée de l'Iebder, une des plus belles du pays.

Les points les plus élevés de ce bassin sont les limites mêmes de l'horizon, et son centre, ou le point le plus déclive, se trouve dans la plaine d'Hannaya.

Non loin de Tlemcen, à l'ouest, le bourrelet montagneux qui se relie à Tierni jette un autre prolongement dans la plaine jusqu'auprès d'Ain-Kerchara, et laisse voir, entre deux petits mamelons, les montagnes de Nédroma.

Tel est l'aspect général du bassin de Tlemcen, qui s'incline légèrement de l'est à l'ouest. A l'exception de quelques monticules, on dirait une plaine unie; mais, comme nous l'avons dit, il s'en faut de beaucoup qu'elle soit plane. Le sol est, en effet, découpé par des escarpements et des ravins, et l'on se trouve, quand on la parcourt, au milieu d'une contrée accidentée et tourmentée par des soulèvements. Cette configuration physique fait, de chaque localité, un site à part, une topographie particulière, ayant son sol distinct, sa sécheresse, son élévation, son exposition, et ses productions spéciales. Aussi, tel lieu est-il ombragé et fertile, tel autre sera livré sans défense aux rayons d'un soleil ardent, ou la terre desséchée fera désirer l'ombre d'un petit buisson au voyageur haletant et couvert de sueur.

La salubrité d'une contrée n'implique donc pas nécessairement que la contrée voisine devra jouir du même avantage. Il en résulte que la géographie médicale devra contenir le résumé exact des détails topographiques qui assigneront la salubrité ou l'insalubrité absolue d'un pays que l'on étudie.

Après avoir montré l'aspect du bassin de Tlemcen envisagé dans son ensemble, faisons-le connaître dans ses détails.

1° Entre la Safsef à l'ouest, la route d'Oran à l'est, et l'Amiguier au nord, nous pouvons décrire un triangle dont le sommet est au pont de la Safsef, et la base est formée par une ligne droite partant du confluent des deux rivières, et allant rejoindre la route d'Oran au point où celle-ci traverse l'Amiguier.

Ce triangle circonscrit un plateau de 15 kilomètres de longueur, avec 8 kilomètres de base. Le terrain qu'il comprend, très-accidenté vers la Sikka et à Ouzidan, pourvu de quelques cours d'eau dans ces derniers points, n'est propre qu'à la culture des céréales. Il occupe à peu près le milieu du bassin de Tlemcen, touchant à l'ouest à la plaine d'Hannaya, et est contigu à l'est à un autre plateau qui n'en est que la continuation, mais que nous avons séparé fictivement. C'est le plateau suivant :

2° En prenant pour limite à l'ouest la route d'Oran, pour limite nord une ligne fictive partant de l'intersection de cette route avec l'Amiguier pour aller jusqu'au Teniet-el-Filalis, et pour limite à l'est la continuation de la chaîne de montagnes où Tlemcen est adossé, nous formons un autre triangle qui comprend un plateau de vingt kilomètres de longueur sur dix à sa base. Ce plateau, occupé par les Beni-Ouazan, est constitué par une série de petits plateaux, de ravins étroits, de collines d'une hauteur moyenne de quatre à cinq cents mètres au-dessus du niveau de la mer. Les plus hautes saillies sont le Djebel-Haddid, premier télégraphe, de 672 mètres d'élévation, et le Teniet-el-Filalis, d'une hauteur de 703 mètres. Excepté au-delà du Djebel-Haddid, ce pays est généralement dépourvu d'arbres et de grands cours d'eau. Cependant, il n'est pas impropre à la culture, surtout des céréales, car le sol est presque partout couvert de palmiers nains, de jujubiers sauvages, et de broussailles.

3° Au-dessus de l'Amiguier et de notre ligne fictive, nous pouvons circonscrire une large étendue de terrain, à l'ouest depuis le point où l'Isser reçoit la Sikka, devenue célèbre depuis la bataille gagnée par le général Bugeaud, confluent de la Safsef et de l'Amiguier, au nord l'Isser coulant de l'est à l'ouest, et à l'est le pays des Saab-el-Oued, autrement dit la chaîne de montagnes qui, de Lalla-Seti, va se terminer à Teniet-el-Filalis. Cette étendue de terrain, qui ne comprend pas la belle vallée des Ouled-Mimoun, que l'on trouve au-delà de l'Isser, se relie au sud à la vallée de l'Oued-Chouli, dont les eaux vont se confondre avec celles de l'Isser. Elle se compose en grande partie de petits plateaux qui s'abaissent vers le lit de cette rivière, et par des terrains très-accidentés entre l'Amiguier et Teniet-el-Filalis. On rencontre sur ce territoire la source thermale de Sidi-Abdli, située sur la droite de la route d'Oran, à un kilomètre de la rive gauche de l'Isser.

A l'endroit où la route d'Oran traverse l'Amiguier, se trouve une belle vallée de plusieurs hectares d'étendue, dirigée de l'est à l'ouest, surmontée de collines. La végétation y est admirable sur une surface de plusieurs milliers d'hectares. C'est en ce point qu'on a projeté d'établir un village européen. Mais il faudra avoir la précaution de se placer sur une hauteur, et non dans la vallée, qui a été meurtrière lorsque nos troupes y ont campé en 1844.

Nous avons dit que les montagnes d'Ain-Tak-Balet, qui bornent à l'horizon la vue de Tlemcen au nord, étaient le point le plus culminant de ce côté du bassin général. C'est là où finit le territoire de notre subdivision, pour appartenir, au-delà, à Sidi-bel-Abbès. De ce point, le terrain s'incline graduellement jusqu'aux rives de l'Isser, pour remonter ensuite, après l'avoir franchi, jusqu'à Tlemcen.

4° Entre la Safsef à l'ouest, le pays des Beni-Mestar, l'Oued-Zeitoung à l'ouest, et les Ouled-Riah au nord, il existe un large plateau, comprenant les plaines d'Hannaya et de Tlemcen, d'une étendue de vingt-cinq kilomètres de longueur, depuis Tlemcen jusqu'à l'endroit où la Tafna, grossie de l'Isser, pénètre dans le défilé par lequel elle va se jeter dans la mer, et de quinze à seize kilomètres de largeur. Ce plateau est traversé par l'Oued-Mansour, l'Oued-Beni Mestar, l'Oued-Bou-Massaoud, l'Oued-Zeitoung, qui jette ses eaux dans la Tafna près du marabout de Sidi-em-Hammed.

Nous devons décrire plus particulièrement ces deux plaines.

A. *Plaine d'Hannaya*. Elle est oblongue, et d'une superficie de 60 à 70 kilomètres. Elle est bornée au nord par les collines avoisinant l'Isser, d'une hauteur moyenne de 160 à 180 mètres; au sud par un pâté de petites éminences qui la séparent de la plaine de Tlemcen, beaucoup plus élevée qu'elle; à l'est, par une ceinture de petits chaînons d'une élévation de 250 à 300 mètres, situés entre cette plaine et la Safsef, dont le cours en est bordé jusqu'à l'Isser, et au milieu desquels se trouve un monticule de 780 mètres de hauteur, non loin de Ben-Aissa; enfin, à l'ouest, par une succession de collines courant du sud au nord jusqu'au marabout de Sidi-el-Kaouen.

Cette plaine ne possède aucun cours d'eau important. Seulement, quelques filets, nés du côté d'Ain-el-Adjar au sud, vont, après un très-court trajet, se perdre dans les terres. Le plus grand, l'Oued-Hannaya, qui prend sa source à l'ouest de Tlemcen, répand ses eaux un peu plus loin, après avoir reçu le ruisseau d'Ain-el-Adjar, et finit par être entièrement absorbé par les terres labourables.

A l'entrée de cette plaine, du côté de Tlemcen, on voit à droite un petit ravin dans lequel coule un filet d'eau, l'Oued-Simoun, et à gauche le ravin évasé de l'Oued-Hannaya; puis on se trouve en face d'un magnifique jardin d'oliviers, d'une superficie de 78 hectares, près duquel s'élance le minaret de Sidi-Yaya, au pied de quelques chétives maisons arabes, derniers restes, peut-être, d'une brillante cité romaine. Cependant, ce n'est qu'à quelques kilomètres plus loin que l'on rencontre les ruines romaines. Au sud-ouest, nous signalerons deux petits villages arabes, Ain-el-Adjar et Mlélia, situés sur des collines, au centre d'une belle végétation.

A une petite distance du minaret de Sidi-Yaya, et au sud, nous avons désigné l'emplacement d'un nouveau village européen, devant contenir 221 maisons, sur un plateau qui domine la plaine.

Les terrains d'Hannaya, d'une contenance de mille hectares au moins, pouvant être arrosés, sont labourables et d'une admirable fertilité dans les endroits cultivés; mais au-delà, quoique la terre soit propre à la culture, celle-ci cesse entièrement, et la plaine ne demande pour produire que d'être mise en possession d'excellents laboureurs. Comme le sol de cette plaine est assez bas et bien au-dessous des collines qui la bornent, les eaux pluviales s'écoulent difficilement, faute de ravins. Elles sont forcées de séjourner dans les terrains. Aussi est-il à craindre de voir un jour la santé des habitants compromise, à moins que l'on n'ait la précaution d'assainir cette plaine, tant par des travaux de salubrité publique, que par une culture pratiquée sur une vaste étendue. Cette culture, tout en faisant disparaître en partie les causes de maladies, par l'absorption des miasmes, ne serait-elle pas, en même temps, une source de richesses par ses féconds produits?

B. *Plaine de Tlemcen.* La plaine de Tlemcen est bornée à l'ouest par la chaîne montagneuse qui décrit une légère courbe en s'étendant vers le nord : cette chaîne est creusée de ravins profonds et surmontée de pics, dont les plus élevés sont le Djebel-Abbès, d'une hauteur de 790 mètres, au pied duquel coule un petit ruisseau, le Djebel-Schiban, de 880 mètres, le Djebel-Chennago, un des appendices de Lalla-Seti;—au nord par les petites collines du Dar-el-Mangel-el-Koudia, les Bains-Romains, les monticules d'Ain-el-Houts, de 583 mètres de hauteur, de Kressa, d'Ouessiken à gauche de la route d'Oran, et le Djebel-Haddid, à droite. Au-delà du pont de Mascara, où elle est moins bien cultivée, elle se continue jusqu'au Teniet-el-Filalis —A l'est, elle est limitée par le prolongement du Lalla-Seti, se dirigeant vers le nord, au milieu duquel se voit le Djebel-Oum-el-Oum; — au sud, par l'escarpement de Lalla-Seti, depuis le Mansourah jusqu'au-delà de Sidi-Boumedine, vers la route de Daya.

D'une forme à peu près quadrilatère, légèrement inclinée vers le nord, très-peu onduleuse, elle peut avoir une superficie de 80 à 100 kilomètres.

Les cours d'eau qui la traversent se dirigent tous du sud au nord. Ce sont :

1° La Safsef, qui mérite de fixer l'attention par l'aspect varié de son cours. Elle prend sa source au sud de Tlemcen, dans la vallée de Tierni, située entre Lalla-Seti et la chaîne parallèle du Nador. Sous le nom de Mefrouch, elle traverse diagonalement et en serpentant une vallée bien cultivée et couverte d'arbres magnifiques. Arrivée à la crête de l'escarpement, derrière Sidi-Boumedine, après avoir arrosé une oasis charmante, elle se précipite dans un abîme de 300 mètres de profondeur, par six chutes formant d'admirables cascades, puis elle franchit cet escarpement entre d'énormes murailles d'un rouge calciné, et prend le nom de Safsef au moment où elle traverse une vallée d'une vigoureuse végétation. Au sortir de cette gorge, qui se continue avec la superbe vallée d'Oucheba, l'une des plus pittoresques et des mieux cultivées du pays, elle entre dans la plaine de Tlemcen qu'elle fertilise, côtoie un magnifique bouquet d'oliviers, tourne au pied du Djebel-Haddid, puis, dirigeant son cours de l'est à l'ouest, où elle fait marcher plusieurs moulins restaurés par les Français, elle remonte vers le nord, forme une nouvelle chute en tombant dans un ravin profond au-dessus d'Ain-el-Houts; enfin, après avoir reçu les eaux de l'Amiguier, elle se jette dans l'Isser, sous le nom de Sikka, après un trajet de 20 à 25 kilomètres.

Ses eaux, abondantes même en été, coulent sur un lit assez profond, garni de gravier, de galets ou de roches calcaires. Ses bords, généralement escarpés, sont surmontés d'une végétation arborescente très-riche, qui maintient ses berges et s'oppose aux inondations de la plaine pendant la forte crue des eaux.

2° L'Oued-Bar-el-Kebb descend du village arabe de Sidi-Boumedine, alimente le nouveau village de la Safsef supérieure au moyen d'un canal nouvellement construit, passe dans un ravin, et se jette dans la Safsef non loin du pont de Mascara, au-dessous du village français.

3° L'Oued-el-Kala vient du plateau de Lalla-Seti, forme en descendant plusieurs chutes d'eau, sous lesquelles tournent les moulins nombreux qui approvisionnent la ville; puis, après avoir fourni aux irrigations des jardins et de la pépinière de l'État, ses eaux se réunissent sous les anciens remparts de la ville, et se répandent ensuite au milieu des oliviers et de la plaine, pour se jeter dans la Safsef.

4° Le petit ruisseau qui baigne le ravin d'Ain-el-Houts. Il descend aussi de l'escarpement de Lalla-Seti en forme de cascade, passe sous un pont construit sur la route de Lalla-Margnhia, non loin des vieilles tours de Sour-el-Hammam, donne quelques filets à la plaine, active la brillante végétation du village arabe d'Ain-el-Houts, perdu sous un épais feuillage d'oliviers, et va confondre avec les eaux de la Safsef le peu d'eau qui lui reste après les irrigations.

5° Celui d'Ain-Kerchara sort du sol en bouillonnant sous un bouquet d'arbres, arrose de magnifiques prairies, en partie naturelles, en partie artificielles, de 80 à 90 hectares d'étendue, réunit ensuite ses eaux dans des *quadous* ou conduits souterrains créés par les Arabes, qui alimentent notre village de Bréa. Ensuite le trop-plein du bassin, que l'Etat a fait construire dans le village, se perd dans des jardins parfaitement cultivés et dans la vallée voisine.

6° Le cours d'eau qui prend sa source à Attar et passe au village de Mansourah.

7° Enfin le ruisseau qui prend sa source au-dessus

du Mansourah, sur la route de traverse d'Ain-Affir, et arrose les terres du village.

2° *De la banlieue de Tlemcen en particulier.*

Elle se compose de treize villages arabes et de quatre villages français, sur un territoire parfaitement arrosé, comme nous venons de le voir, et d'une exubérante fertilité. Comme la plaine monte graduellement, par une élévation peu sensible, jusqu'au plateau où la ville est assise, les eaux s'écoulent du sud au nord sans s'épancher au-delà des rives, et assez lentement pour ne pas creuser ces ravins profonds dus à l'action corrodante des torrents rapides, qui, une fois l'orage passé, laissent derrière eux et aux environs une désolante sécheresse, sans faire profiter la culture dans les lieux qu'ils parcourent. Le territoire de Tlemcen est mieux favorisé. Aussi est-il couvert presque en entier d'une foule d'arbres dont la force de végétation ne le cède en rien aux plus beaux vergers de l'Europe. La ville est presque entièrement entourée d'une ceinture d'oliviers séculaires d'une vigueur prodigieuse. On estime que dans un rayon de 10 à 12 kilomètres, on peut compter au moins cinquante mille pieds d'oliviers, en grande partie arrosés deux fois par semaine. Chaque olivier doit et peut rapporter 10 francs par an, ce qui fait pour Tlemcen un produit de 500,000 francs. Toute la banlieue, partout arrosable, couverte d'arbres fruitiers ou à découvert, est parfaitement cultivée par les habitants de la ville et produit de riches récoltes, que l'on peut évaluer par chaque année à dix mille quintaux de blé et autant d'orge, et à cinq mille quintaux de fourrages.

Outre la culture des céréales, le jardinage, l'appendice obligé de la demeure de l'homme, s'y développe avec une grande activité, surtout par les Espagnols, et fournit en toute saison, avec abondance, des légumes frais de toute espèce et de toute beauté. Pendant l'été, les figues, les raisins, les pêches, les melons, les pastèques, etc., sont apportés avec profusion sur le marché.

Le paysage le plus pittoresque se voit à l'est de la ville, du côté de Sidi-Boumedine. C'est un fourré d'arbres magnifiques, que nos promeneurs ont décoré du nom de *Bois de Boulogne*. Dans ce lieu magique, traversé par des ravins majestueux et verdoyants, et par des eaux courantes tombant en cascades, on pénètre, par des chemins nouvellement tracés, sous des berceaux où la végétation la plus luxuriante a formé des voûtes de feuillages dont on ne peut bien apprécier les délices que pendant que le soleil darde ses rayons brûlants. Là se trouvent réunis le noyer, le cerisier, le prunier, le grenadier, l'olivier, le caroubier, l'abricotier, l'immense micocoulier, le frêne, l'ormeau, l'églantier, l'aubépine aux fleurs odorantes, le figuier, l'amandier, le néflier, le laurier, le cognassier, le sureau, le jujubier, etc.

Tous ces arbres sont placés sans ordre et sans symétrie, et la plupart sont reliés par des vignes gigantesques qui s'élancent jusqu'aux cîmes les plus élevées, pendant que le lierre, la bryone et la ronce s'attachent aux vieux troncs penchés sur les ravins, ou en tapissent les escarpements. Au-dessous, on foule aux pieds l'asphodèle, la scabieuse, l'iris, la mélisse, la pervenche, la violette, l'acanthe et l'origan, etc. Ici des marabouts en ruines, mais toujours vénérés, là de nombreuses pierres tumulaires dans l'asile des morts, aujourd'hui abandonné, invitent au recueillement et à la mélancolie.

L'irrigation de la banlieue de Tlemcen avait été, de la part des anciens rois, l'objet de gigantesques travaux. A l'ouest de la ville, sur la route du Mansourah, il existait entre autres un grand bassin en maçonnerie, qui contenait, du temps de la prospérité des Arabes, les eaux destinées à arroser la plaine pendant les chaleurs, alors que les jardins absorbaient la presque totalité des eaux courantes. Ce bassin, de 270 mètres de longueur sur 120 de largeur, était devenu, en 1843, un champ de manœuvres pour la cavalerie. Malgré les fouilles préliminaires pour s'assurer de l'état de son fond, recouvert d'un ciment très-dur, et de la solidité de ses bords, d'une épaisseur de neuf mètres cinquante centimètres, malgré les sommes énormes dépensées pour sa restauration, on n'est pas encore parvenu à y maintenir l'eau, dont le poids immense la force à s'échapper par des voies encore peu connues.

A seize cents mètres du même côté, on voit l'enceinte du Mansourah, qui passe pour avoir été une ville. Du moins les fouilles faites pour l'installation du village français ont découvert des ruines qui confirmeraient cette version.

Plus loin, à Ain-Affir, dans le pays des Beni-Ournid, à seize kilomètres de Tlemcen, aux sources de l'Oued-Zeitoung, on exploite aujourd'hui une forêt de chênes lièges et de chênes verts dans une étendue de plusieurs centaines d'hectares. On en a déjà retiré de superbes bois de construction, employés dans les ateliers du génie militaire.

Les quatre villages français de la banlieue de Tlemcen, de 40 à 50 familles chacun, se développent comme postes avancés dans une position qui ne laisse rien à désirer sous le rapport de la salubrité. Deux surtout, celui de Négrier et du Mansourah, sont dans d'excellentes conditions de prospérité. Dans les deux autres, la végétation n'y est pas aussi avancée ni aussi belle. Les maisons relèvent d'un plan trop symétrique et semblent frappées de langueur; car rien n'y respire la gaieté, la fraîcheur, et surtout l'aspect riant et coquet qui fait le charme de nos jolis villages de France. Pour le choix de leur emplacement, on a été moins guidé par l'intérêt agricole ou commercial que par des vues de salubrité.

Nos quatre villages ont eu sur les colonies agricoles de la province l'immense avantage que les terres étaient déjà en pleine culture au moment où les colons sont entrés en possession; de sorte qu'il ne leur a pas fallu faire de grandes avances, et que les risques à courir n'ont pas été aussi multipliés que s'ils eussent été obligés d'opérer de nombreux défrichements. Une fois la végétation vivifiée par des bras, l'intelligence et l'économie, les terrains pourront procurer, dans un avenir peu éloigné, une prospérité qui compensera largement leurs efforts.

La culture des céréales a fait jusqu'alors le fond principal de leur exploitation agricole; car le colon devait d'abord assurer son existence. Mais lorsque la production des céréales aura dépassé les besoins, l'aisance fera bientôt naître des produits industriels et commerciaux Déjà quinze mille pieds de mûrier ont été plantés, et un riche colon a obtenu un prix à l'exposition pour la qualité de la soie qu'il a récoltée à Tlemcen. La vigne y est d'une belle venue, et tout fait espérer, d'après d'heureux essais, que l'on obtiendra des résultats très-satisfaisants dans des terrains réellement propices à cette culture.

La moitié des habitants des villages nouveaux sont mariés. Chaque famille possède dix hectares de bonnes terres en plein rapport et arrosables en grande partie. L'administration vient encore au secours de quelques-uns dans la gêne, en leur prêtant du blé et des bestiaux; mais, dans quelques années, tous les bons travailleurs seront dans l'aisance. Le génie militaire a fait construire dans chaque village un four banal, où chaque famille cuit son pain sans frais; ce qui procure à chacun, à bien meilleur marché, un pain de beaucoup préférable à celui des boulangers de la ville, trop léger pour des estomacs robustes. L'eau y est très-abondante et d'excellente qualité, et chaque village possède des fontaines, un lavoir et un abreuvoir construits aux frais de l'Etat.

3° *De la ville de Tlemcen.*

La position de la ville est des plus heureuses. Assise sur un plateau uni, légèrement incliné vers le nord, elle est adossée contre la montagne de Tierni, élevée de 1,335 mètres, appendice du plateau supérieur surmonté du Nador, d'une hauteur de 1,529 mètres, et d'où la vue s'étend quelquefois jusqu'à Oran. Ces montagnes l'abritent contre les vents du sud.

Son élévation au-dessus du niveau de la mer est, d'après Mac-Carthy, de 725 mètres. Elle gît par 35° de latitude nord et 3° 6' de longitude ouest du méridien de Paris.

Elle n'est qu'à 48 kilomètres de la mer, du côté de l'embouchure de la Tafna, à Rachegoun, et elle communique par des routes en partie empierrées, ou simplement tracées, avec Oran, Sidi-bel-Abbès, Daya, Sebdou, Lalla-Margnhia, Nemours, Oucheda, Nédroma et le Sahara par le Gour.

Sa forme est celle d'un quadrilatère presque régulier. Elle est loin d'occuper l'immense enceinte d'autrefois, dont nous voyons encore les restes, laquelle pouvait avoir 5 à 6,000 mètres de développement. L'enceinte actuelle, beaucoup rétrécie, peut à peine suffire aujourd'hui aux nombreuses demandes de concessions de terrains à bâtir, faites journellement par ses habitants.

En creusant le sol pour de nouvelles fondations, on voit que la ville est bâtie sur un monceau de ruines romaines, turques et mauresques, reposant elles-mêmes sur une nappe d'eau que l'on trouve à quelques mètres de profondeur. Cette nappe d'eau rend les habitations du rez-de-chaussée extrêmement humides et malsaines, et l'humidité est encore accrue par d'innombrables conduites d'eau qui traversent la ville dans tous les sens.

Si jamais Tlemcen a possédé de beaux édifices du

temps de la splendeur de ses anciens rois, il n'en reste aujourd'hui que bien peu de traces. Nous citerons la porte de la mosquée de Sidi-Brahim, la porte d'Aguadir, celle du Mansourah, le minaret du Mansourah, coupé en deux dans sa hauteur, la mosquée aux farines, celle de Sidi-Boumedine, etc. Malgré ses trente-deux mosquées, ses sept enceintes, ses forts, ses marabouts nombreux, ses bassins, ses conduits d'irrigation, ses aqueducs, ses portes dégradées, ses vieilles tours, ses moulins en ruines, ses immenses cimetières, ses minarets, ses barrages, enfin, qui sont encore là pour attester son immense population d'autrefois, nous pensons que cette ville, dont les historiens du XVIe siècle ont tant vanté l'opulence et la force, n'a jamais atteint le haut degré d'industrie, de commerce et des arts, où sont parvenues les villes les plus civilisées et les plus florissantes de l'antiquité.

1° *État de la ville en 1842.*

A notre arrivée, en 1842, Tlemcen présentait l'aspect morne et triste d'une ville en ruines. Comme, avant son occupation par les Français, il n'existait pas d'hygiène publique, nous avons trouvé les traces de cette incurie, de cette insouciance qu'ont les indigènes pour l'amélioration de leur bien-être ou la conservation de leur santé. Aussi, les rues et les places étaient-elles alors de véritables voiries, des réceptacles d'immondices déposées là par chacun sans aucun souci de blesser les sens du voisin, dont la délicatesse, du reste, n'en était sans doute nullement incommodée. Des flaques de boue, au milieu desquelles on trouvait quelquefois des animaux morts, fermentaient au soleil et infectaient au loin la colonne atmosphérique. L'intérieur des maisons, grâce au peu de répugnance de leurs propriétaires, se ressentait nécessairement de ce hideux entourage. La vie se passait au milieu d'eaux croupissantes, mêlées aux débris d'animaux en putréfaction, ou d'amas de fumiers en décomposition. Les anciens égouts étaient obstrués, et le produit des latrines publiques et privées, les eaux sales, ne trouvant plus de libre écoulement, restaient en stagnation dans les rues et sur les places. Quelquefois les conduits d'eau potable se crevaient, et alors un horrible mélange infectait les eaux destinées aux usages domestiques.

Le premier soin de l'autorité française fut de régler l'hygiène publique, et de faire disparaître successivement tous ces foyers d'infection, sources de tant de maladies sous un climat chaud.

Le quartier juif, surtout, près de la belle promenade du Méchouar, surpassait les autres en malpropreté et en insalubrité. Nous avons eu quelquefois le courage de nous y aventurer, en courbant la tête sous des boyaux voutés, servant de rues, sans air, sans lumière, qui conduisaient à des maisons délabrées, dans lesquelles nous n'entrions qu'en rampant, pour ainsi dire. Nous nous trouvions ensuite dans une cour étroite, où croupissaient, entre des dalles mal jointes et dans des cloaques, des eaux boueuses, mélangées aux matières provenant des latrines, aux excréments d'animaux domestiques, dont l'horrible puanteur s'exhalait avec force. Les caves de Lille, que nous avons visitées autrefois, auraient été, pour l'ameublement et l'apparence, des palais auprès de ces obscurs et fétides réduits, où grouillaient des êtres humains.

Dans les premières années de notre occupation, la garnison couchait en partie sous la tente, en partie dans des maisons en ruines, au Ksar-Beylik, à Mansous, dans une maison appelée Moustapha, dont on a fait depuis une caserne d'infanterie. Les officiers occupaient des maisons abandonnées par leurs propriétaires, et dont l'Etat s'était emparé. Mais la plupart, étroites, humides, dans un état déplorable, sans ventilation, sans sécurité même, étaient très-malsaines, et n'offraient qu'un abri insuffisant. Aussi, le froid s'y faisait-il sentir vivement la nuit. L'hiver, la pluie filtrait au travers des terrasses en mauvais état. Quelques militaires furent même engloutis et écrasés sous le poids énorme de ces terrasses, mal soutenues sur des poutrelles entièrement pourries depuis longtemps.

Peu à peu, le génie, en installant un casernement provisoire, fit de louables efforts pour améliorer le logement des soldats et des officiers. Mais, au lieu de tant dépenser pour le provisoire, il eût été désirable que l'on eût construit pour ceux-ci des établissements durables, ce qui a été fait depuis pour la troupe. Sans doute, l'intérêt de l'officier devait venir après celui du soldat; car, malgré l'exiguïté de sa solde en campagne, il peut encore se procurer, sinon le bien-être et l'aisance, au moins l'indispensable, une nourriture suffisante et de bonne qualité, des effets d'habillement et de campement. La plupart, montés pendant les expéditions, voyagent sans éprouver les fatigues et les privations qui sont plus particulièrement dévolues au soldat. Cependant, ce n'est pas une raison, lorsqu'on pouvait mieux faire, pour qu'ils aient été logés pendant si longtemps d'une manière si peu confortable. M. l'inspecteur Bégin a vu, en 1843, dans quels réduits les officiers de santé avaient été confinés. Nous ne voulons pas, du reste, faire ici de la critique ; nous savons trop combien il a fallu vaincre de difficultés dans un pays où tout était à créer.

Le mauvais état du casernement fut, pendant plusieurs années, une source féconde de maladies. C'est ce qui nous a fait dire ailleurs que les expéditions, pendant lesquelles les hommes vivaient au grand air sous de bonnes tentes, étaient alors préférables au séjour de la garnison.

Mais, si les militaires étaient mal logés en ville, une fois malades ils entraient dans un hôpital qui n'offrait pas de meilleures conditions de salubrité, ce qui nous a mis souvent dans la nécessité de faire de grandes évacuations sur l'hôpital d'Oran, afin d'éviter ici l'encombrement dans cet ensemble de maisons arabes, restaurées tant bien que mal, qui a constitué jusqu'à présent notre établissement hospitalier.

2° *Etat actuel de l'intérieur de la ville.*

Le voyageur qui n'aurait pas vu Tlemcen depuis 1842, alors que la ville était dans un état profond de délabrement et de ruines, serait aujourd'hui très-surpris de la voir aussi coquette et si florissante. Des rues nouvelles ont été percées et empierrées; d'autres ont été élargies. On a démoli des pâtés de maisons pour en faire des places publiques et des promenades plantées d'arbres d'une belle venue. Des maisons particulières ont été construites, avec d'élégants magasins ou de beaux cafés. L'eau est fournie abondamment sur les places et dans les rues, par des fontaines publiques et des bornes-fontaines. Trois superbes égouts, avec des embranchements, conduisent hors de la ville les immondices qui s'y déversent. La troupe loge dans de belles casernes en maçonnerie. L'air et la lumière pénètrent et circulent dans les quartiers assainis, balayés, et rafraîchis l'été par un arrosage public. La nuit, toutes les rues sont éclairées par de nombreux réverbères.

Nous pouvons dire que Tlemcen, sous une bonne administration, a eu sa large part des nombreux et utiles travaux effectués en vue de la prospérité future de la colonie, qui doit attester un jour, sur une vaste étendue, la puissance créatrice de la France. Ainsi, elle possède aujourd'hui un château d'eau, des lavoirs et des abreuvoirs publics, des conduites d'eau, des canaux, des égouts, des halles, des marchés, des fondoucks pour les indigènes, un abattoir, des écoles pour les deux sexes, une église, une bibliothèque, une justice de paix, un hôtel de la poste et du trésor, un grand hôtel pour la subdivision, un magasin à poudre, plusieurs magasins aux vivres, dont l'approvisionnement est fait pour nourrir pendant dix-huit mois une garnison de 5,000 hommes et 1,000 à 1,200 chevaux.

La ville, entourée d'une enceinte ou chemise en mauvaise maçonnerie, que les évènements de 1845 rendirent indispensable en attendant l'exécution de ses remparts projetés, peut être divisée en trois quartiers principaux : le quartier des Kouloughlis ou du sud-ouest ; le quartier du centre, et le quartier des Hadars ou du bas de la ville.

1° *Quartier des Koulouglis.* — C'est le plus élevé et le plus sain. Les rues y sont propres, suffisamment aérées. Les maisons des indigènes, quoique ne recevant l'air que d'un seul côté sur la cour, sont généralement propres et soigneusement blanchies à la chaux deux fois par an. La plupart n'ont qu'un rez-de-chaussée, et elles reçoivent presque toutes des filets d'eau provenant des conduits publics.

Ce quartier renferme le Méchouar, ou ancienne citadelle de la ville, entourée de murailles nouvellement restaurées. On y voyait, en 1842, plusieurs maisons arabes et un grand jardin planté d'arbres d'une grosseur prodigieuse. On y a construit, depuis, un magasin pour trente mille kilogrammes de poudre, une caserne d'infanterie, dite grande caserne du Méchouar, pour 1,100 soldats, un parc d'artillerie, une prison, la caserne du génie et de l'artillerie, un magasin silos pour 4,000 quintaux de blé, la tour de l'horloge publique, la manutention, le campement, les pavillons provisoires des officiers du génie, de l'intendance, des officiers de santé, et de l'administration des hôpitaux. C'était encore dans son enceinte que l'on voyait l'hôpital provisoire avec sa mosquée et son minaret, formé d'une succession de petites maisons mauresques restaurées. L'hôpital en construction, dont nous occupons deux salles en ce moment, et qui doit contenir 420 lits, est situé au centre du Méchouar, en face de la grande caserne, qui, dans toute sa longueur, lui ferme la vue du côté de l'est, et dont il n'est séparé que par une petite esplanade de trente mètres de largeur seulement, plantée d'arbres. Le parc adossé au mur du Méchouar du côté du sud, foyer d'infection d'où s'échappaient des émanations insalubres, a été en partie abandonné depuis que la troupe achète sa viande chez les bouchers civils. L'administration n'a plus qu'une réserve de 100 bœufs environ, sur 700 que le parc contenait.

N'est-il pas fâcheux que l'on ait réuni sur un si petit espace tant d'établissements divers, dont la plupart devraient être fort séparés les uns des autres ?

L'hôpital définitif, en forme de fer-à-cheval, avec des salles spacieuses bien aérées, est placé sans doute dans une position très-salubre. Mais il eût fallu l'isoler davantage ; sa proximité de la caserne ne sera-t-elle pas nuisible aux malades, non pas tant parce qu'ils seront privés de la vue de la campagne du côté de l'est et des vents qui ne pourront venir de ce côté sur l'hôpital, que parce qu'ils seront sans cesse troublés dans leur repos? L'homme souffrant n'a-t-il pas besoin de ce calme et de ce sommeil réparateur que le bruit continuel des tambours et des clairons, et la présence d'une multitude bruyante, viendront sans cesse interrompre, au grand détriment des moyens thérapeutiques ?

Une caserne n'est jamais un établissement bien agréable pour les habitants du quartier dans lequel elle est située, à cause de son entourage ordinaire de cabarets fréquentés habituellement par les soldats et les filles publiques. Aussi, la situation de la nouvelle caserne de Gourmela, à quelques mètres de l'esplanade du Méchouar, au centre du commerce et de l'industrie de la ville, dans un jardin qui aurait pu devenir un jour une place magnifique, entourée de magasins élégants, ne nous semble pas avoir été le résultat d'une idée heureuse. Elle aurait été, sous tous les rapports, beaucoup mieux placée aux extrémités de la ville, sur les remparts, comme cela a lieu en France.

2° *Quartier du centre.*—Il est principalement occupé par les Européens et par les Juifs; c'est le quartier du commerce proprement dit. Cependant les Juifs, qui se glissent partout où il y a de l'argent à gagner, peuple essentiellement et uniquement mercantile, tout en occupant des magasins à côté des Européens, habitent avec leurs familles dans le quartier dit des Juifs, dont nous avons parlé. Quoiqu'il ait subi d'importantes améliorations, ce quartier laisse encore beaucoup à désirer; les voûtes ont été abattues, les ruelles ont été élargies, les rues principales sont en parties nivelées; deux égouts en maçonnerie ont remplacé les misérables conduits sans cesse obstrués par les éboulements, et une grande partie des immondices peuvent s'y déverser; l'air pénètre mieux dans ce pâté de maisons, au moyen de quatre rues parallèles et de deux transversales, percées lors du choléra de 1849; de sorte qu'aujourd'hui un grand nombre de causes d'insalubrité ont disparu, grâce à l'énergie de l'autorité, qui a forcé les habitants à recevoir malgré eux les bienfaits de l'hygiène, en ordonnant de porter hardiment la sape au milieu de ces catacombes infectes. Mais en diminuant l'espace au profit de l'hygiène publique, l'hygiène privée s'en est-elle améliorée? Au contraire, chez le plus grand nombre, elle n'en est devenue que plus misérable. La densité de cette population prolifique s'accroissant de jour en jour, ils aiment mieux s'entasser dans un espace rétréci, que de bâtir ailleurs avec plus d'air et de liberté, ou d'élever des étages supérieurs. Il en résulte qu'on ne respire qu'un air vicié et une odeur nauséabonde, dans des réduits dont l'ameublement chétif et délabré est digne en tout point des logements. Ce peuple n'a-t-il pas seul le secret de borner ses besoins aux exigences de la vie animale, et d'autre ambition que celle d'amasser de l'or avec une apparente pauvreté! Mais aussi, n'est-ce pas très-souvent aux dépens de sa santé? Pour bien connaître l'insalubrité de tels logements, il faut y pénétrer; car le promeneur, passant dans la rue, ne se doute pas qu'il existe près de lui des foyers multiples d'infection dans cette enceinte de murailles, parce que l'hygiène publique a eu le soin d'éloigner de lui tout ce qui pourrait offenser la vue ou l'odorat.

Les Européens se sont construit des maisons, des magasins confortables, où ils vivent à peu près dans l'aisance, en améliorant chaque jour leur bien-être. Ils se sont hasardés jusqu'aux endroits les plus reculés, et ont pénétré au milieu des populations arabes, se confiant ainsi à une sécurité douteuse dans le principe, qui n'a été jusqu'ici troublée par aucun acte criminel. La rue de l'Abattoir, peuplée d'Européens, et entièrement neuve, a été percée, à la suite de l'insurrection de 1845, au milieu d'une vaste étendue de ruines, qui servait de refuge aux voleurs et aux assassins arabes. C'est la rue la plus populeuse, la plus turbulente et la plus vivante. Un large égout vient d'y être construit dans toute sa longueur.

3° *Quartier des Hadars.*—Après celui des Juifs, c'est le plus malsain de la ville. Les rues y sont tortueuses, étroites, sans air, sans lumière et sans nivellement. La plupart des maisons sont dans un état pitoyable. Il n'y a point d'écoulement pour les eaux, qui restent stagnantes dans les cours, au milieu desquelles le fumier des animaux domestiques fermente à côté des pièces destinées à l'habitation. Construites sur le même modèle, avec un rez-de-chaussée seulement, dans lequel l'air ne pénètre qu'avec peine, ces maisons sont très-humides et très malsaines. Tout a été sacrifié au désir d'avoir de la fraîcheur pendant l'été; mais l'hiver ce plaisir est racheté par de grands inconvénients. En effet, elles sont couvertes par des terrasses d'une énorme épaisseur. Le jour n'y arrive que d'un seul côté, par la porte d'entrée, donnant sur la cour, ou par d'étroites lucarnes que l'on ne bouche jamais pendant la nuit. Des vignes gigantesques, formant une voûte de feuillage au-dessus des cours, obstruent le passage aux rayons du soleil. Comme elles n'ont point de cheminées, l'air y est toujours humide et vicié, ne pouvant se renouveler. Il en résulte que les enfants y végètent étiolés, exposés à toutes les influences funestes de l'encombrement.

4° *Des eaux de la ville et de la banlieue.*

Les eaux potables de la ville et de la banlieue sont extrêmement abondantes, limpides, d'une fraîcheur et d'une saveur très-agréables. Ses qualités sont tellement supérieures, qu'elle nous a servi, comme eau excellente, de terme de comparaison chaque fois que l'autorité nous a chargé de faire des analyses sur les eaux de plusieurs sources ou de rivières de la subdivision. L'eau de puits est moins bonne que celle des conduits, parce qu'elle contient plus de sels calcaires, sans pour cela être mauvaise. Cependant, sa grande fraîcheur la rend capable d'occasionner des accidents intestinaux chez ceux qui ne prendraient pas de précautions et qui en boiraient en trop grande quantité, le corps étant couvert de sueur.

Trois conduits principaux, formés d'énormes tuyaux de poterie, création arabe remontant à une origine assez éloignée, prennent les eaux potables sous la montagne de Lalla-Seti, à un point qui n'est pas encore suffisamment connu, et les transportent dans un château d'eau situé à quelques mètres de la porte du sud, d'où elles sont distribuées, par une infinité d'artères, dans les principaux quartiers de la ville, où elles alimentent des fontaines dont l'écoulement est continu. Ces eaux ne tarissent jamais, même pendant les étés les plus secs. Mais l'hiver, lorsque les pluies sont abondantes et tombent pendant quelques jours de suite, lors surtout de la fonte des neiges qui recouvrent d'une couche épaisse les hauts plateaux, les eaux de Lalla-Seti deviennent rougeâtres, et se chargent d'une grande quantité de terre arrachée par la rapidité des torrents.

Le génie a emprunté aux indigènes la composition d'un ciment très-dur pour enduire l'intérieur des conduits d'eau, des bassins, etc. Il consiste en un mélange de chaux, de sable et de cendres provenant de la combustion des fumiers desséchés pour chauffer les bains maures.

Des fouilles récentes ont malheureusement constaté que les trois conduits principaux passaient sous le cimetière européen. Celui-ci, outre ce grave inconvénient, qui n'était pas connu lors du choix de son emplacement, possède encore le désavantage d'être placé contre les règles d'une bonne hygiène. En effet, il est situé trop près de la ville, et précisément sous le vent du sud, celui dont l'influence est la plus dangereuse, surtout quant il est chargé d'émanations insalubres ; il est encaissé entre les remparts et la montagne, dans un endroit tellement resserré, que la ventilation ne peut s'y faire qu'au détriment de la santé des habitants. Il est en ce moment question, soit de changer l'emplacement, ce qui serait préférable à notre avis, soit de détourner les conduits, dont la réparation serait entourée de dangers et d'une foule de difficultés, par suite du remuement de cadavres en putréfaction.

Les cimetières arabe et juif, situés l'un à l'est, l'autre à l'ouest de la ville, à de grandes distances, offrent d'excellentes conditions de salubrité publique. Depuis que l'autorité a exigé l'inhumation des morts à une profondeur suffisante, la putréfaction s'opère sans qu'on ait à craindre ce dégagement d'émanations si nuisibles à la santé publique.

Les eaux de la banlieue sont les mêmes que celles de la ville, et ont, par conséquent, les mêmes qualités.

II. — GÉOLOGIE.

Le bassin de Tlemcen est en grande partie formé de plaines dont l'influence sur l'avenir du pays est immense. Ce sont, d'après Mac-Carthy, des terres à grande culture, des terres à céréales, de pacage, à silos invisibles qui conservent les grains pendant des années entières. Ce territoire, entre la Tafna et l'Isser, artères principales qui reçoivent les eaux qui s'en écoulent, se compose en général de calcaire, et, dans quelques endroits, de grès dur propre aux constructions. A l'ouest de la ville, on rencontre un banc de grès mal formé, dans le pays des Beni-Mestar. Il se prolonge dans la banlieue jusqu'à Ain-el-Houts, passe sur la rive droite de la Safsef, près du pont inférieur, gêne la circulation à Ouzidan, et va se perdre dans la direction de l'Amiguier. On exploite, aux environs de la ville, des grès magnifiques pour les constructions. Du sable fin se trouve dans la montagne d'Oum-el-Oum.

Dans la banlieue, on découvre, en effleurant la terre végétale, des argiles propres à la fabrication des tuiles et des briques. Aujourd'hui, cinq tuileries fournissent au commerce six cent mille tuiles et quatre cent mille briques par année. La fabrication de la grosse poterie se fait par les indigènes, sous des grottes situées entre l'enceinte de la ville et les tours de Sour-el-Ammam. L'exploitation en grand a lieu à Nédroma.

Nous avons vu à Sidi-Boumedine, et sur la route qui conduit au village français de la Safsef supérieure, un banc énorme de bivalves fossiles d'une prodigieuse grosseur. Un autre banc de pierres calcaires, au milieu desquelles on trouve des feuilles, des plantes, des tiges à l'état fossile, formé par les dépôts successifs des eaux courantes, existe du côté de la tour des Moulins, au sud de Tlemcen. On en retire d'excellents moellons pour les constructions. Cette pétrification est fréquente dans notre bassin. Elle n'est nulle part aussi active que dans la vallée des Ouled-Mimoun, où il suffit de quelques jours pour que les végétaux exposés au courant des eaux de l'Isser se trouvent entourés d'une couche épaisse de calcaire.

Des poudings tapissent les deux rives de l'Isser et de la Tafna, ainsi que celles de l'Oued-Zeitoung. Les caillous roulés se détachent à la longue et rendent les passages fort difficiles.

Près des rives de la Tafna, on a découvert des carrières de plâtre.

Sur les bords de la mer, chez les Trara, les terrains sont volcaniques et formés par des roches primitives. Le terrain crétacé inférieur et tertiaire abonde au pays des Beni-Kalled et des Beni-Ouersous. Dernièrement, on a découvert de la pouzzolane chez les Beni-Kalled et les Oulaça. Il en existe encore de grandes quantités dans la vallée qui va, par la route de traverse, d'Ain-Tak-Balet à Ain-Temouchent, dans la direction d'Oran. Mais ce territoire n'appartient pas à notre subdivision.

Le pays situé sur la rive gauche de la Tafna n'est, pour ainsi dire, formé que de basalte. Dans le grand ravin de l'Isser, au-dessous d'Adjar-Roum, M. Ville, ingénieur en chef de la province d Oran, a attiré plus particulièrement l'attention sur la présence de couches puissantes, et qui semblent très-étendues, d'un lignite d'excellente qualité, très-voisin des charbons de terre. Ce lignite avait déjà été signalé il y a près de cinq ans, lorsque Mac-Carthy, guidé par les habitants des Ouled-Mimouns, l'a définitivement constaté. Quelques traces auraient encore été reconnues à Tierni.

A quelques mètres d'Ain-Tak Balet il existe une carrière de beau marbre blanc veineux.

Enfin, la banlieue de Tlemcen recèle de nombreux

minerais de fer, et quelques filons de cuivre ont été reconnus chez les Beni-Snous. Quant aux mines d'argent, on n'a pas été encore assez heureux pour en découvrir.

Chez les Ouled-Chia, la Tafna et l'Isser, avant de se réunir, serpentent dans un terrain d'alluvion de 30 à 35 kilomètres de surface; ensuite la Tafna, coulant seule entre des berges élevées, traverse encore un terrain d'alluvion, mais n'ayant plus que de 1 à 2 kilomètres de largeur, avant de se jeter à la mer.

Partout ailleurs, les rivières, les ruisseaux, les cours d'eau, tout en fertilisant les pays qu'ils parcourent, coulent vers les parties déclives, tantôt rapidement dans des ravins, tantôt sur des lits rocailleux ou marneux, entre des berges peu saillantes, mais sans trouver de monticules pour fermer le passage des eaux. Il en résulte que celles-ci, ne rencontrant pas d'obstacle pour leur libre écoulement, ne s'épanchent pas au-delà de leurs rives, et ne donnent pas lieu à ces inondations temporaires, à ces flaques d'eau, à ces marécages, si fréquents en Algérie, et qui produisent des miasmes pernicieux. Cependant, quelques petits cours d'eau, sans former de marais types, rendent quelquefois les terrains malsains, soit par suite de débordements pendant l'hiver, soit parce qu'une fois répandus dans les plaines, ils y sont complètement absorbés sans trouver d'issue.

Outre les nombreuses sources qui jaillissent de toutes parts et l'infinité de filets d'eau s'échappant des flancs de Lalla-Seti, le plateau où la ville est assise recèle encore une nappe d'eau souterraine, dont il a été parlé, s'étendant à près de 6 kilomètres vers le nord. C'est ce qui explique en partie la constante humidité du sol et son extrême fertilité.

Aux environs de Tlemcen, la terre végétale offre une grande épaisseur dans les jardins, dans les terrains plantés d'arbres, et surtout dans la magnifique forêt d'oliviers. Mais dans les parties qui ne sont pas arrosables, dans les plaines, la constitution géologique rappelle celle des hauts plateaux.

Au-dessous d'une couche de terre d'un jaune rougeâtre, suivant Mac-Carthy, quelquefois si peu épaisse qu'elle laisse voir le sous-sol, presque toujours assez, cependant, pour qu'elle puisse être cultivée sur bon nombre de points, se voit une croûte calcaire peu profonde, formée de couches ou de feuillets d'une intensité de couleur qui permet facilement de les reconnaître, et rappelle l'aspect d'un tronc d'arbre scié horizontalement. Cette croûte est très-dure, et on ne peut mieux la comparer qu'à un morceau de poterie cuite. La masse sous-jacente est formée d'un tuf blanc très-friable, se décomposant en grumeaux. Les montagnes, les collines qui la surmontent, reposaient jadis dans leurs profondeurs au moment où elle fut déposée, car, brisée sur tous les points où elles ont surgi, les commotions en ont rejeté les débris multiples à la surface. Ces débris se sont mêlés souvent à la terre végétale qui est venue recouvrir la surface des bassins dont cette croûte formait le fond. Partout où ce phénomène n'a pas eu lieu, la terre jaune rougeâtre présente des milliers de petites pierres à angles aigus, dans lesquelles on reconnaît tout de suite la pierre à poterie.

III. — PRODUCTIONS.

Dans les parties déclives, dans les vallées, là où la couche végétale est profonde et arrosée, la végétation présente un aspect admirable. Depuis les prairies naturelles dont l'exploitation retire d'avantageux produits, jusqu'aux forêts d'oliviers et d'arbres de construction répandus sur une large surface, le bassin de Tlemcen est capable de fournir au commerce et à l'industrie tout ce qui est nécessaire aux besoins de la vie, et de devenir un jour la source d'immenses richesses. Il ne faut à ce beau pays que la continuation de la paix, la sécurité, des bras laborieux, et une administration éclairée.

Cependant les orangers, que l'on cultive si avantageusement dans d'autres localités en Algérie, ne paraissent pas pouvoir prospérer en plein champ sur ce territoire, à cause des froids trop rigoureux que nous ressentons ici pendant l'hiver. Mais ils réussiraient très-bien dans des jardins abrités.

Dans les plateaux qu'il n'est pas possible d'arroser, là où la croûte de terre de poterie dont nous avons parlé sert de base au sol, nous ne voyons, il est vrai, que de tristes broussailles et pas un arbre; car un végétal un peu important ne pouvant trouver, dans ces sortes de terrains, de fissure qui lui permette d'atteindre le tuf, ne saurait s'attacher au sol d'une manière solide, ni y puiser une nourriture suffisante, au moyen de racines profondes. Mais si l'on avait la précaution de percer d'avance cette croûte, les plantations d'arbres pourraient y réussir, en ayant toutefois le soin de les arroser suffisamment. La vigne, surtout, y prospérerait admirablement, et remplacerait avec avantage les palmiers nains, les jujubiers sauvages, les lentisques, les *berouags*, les *brol-faraoun*, les *drias*, cette plante funeste aux chameaux, et bien d'autres végétaux dont l'industrie ne tire aucun profit.

Du reste, la végétation indigène, qui est la même dans tous les lieux incultes, pourra à la longue faire place aux céréales ou à des produits utiles, dès que la main du cultivateur aisé, intelligent et laborieux, aura la force de lutter contre les obstacles naturels de ce sol, jusqu'alors improductif. Mais avant d'en ariver là, que de terrains, dès ce moment propres à la culture, n'avons-nous pas dans ce riche bassin de Tlemcen, n'attendant que la charrue pour produire en abondance !

L'huile est un des plus importants produits de Tlemcen, et les colons français ont déjà compris les grands avantages qu'ils pourraient retirer de cette industrie, en plantant sur leurs terres des milliers d'oliviers qui, avec les 50,000 que nous connaissons en très-bon rapport, donneront au commerce d'immenses quantités d'une huile excellente. On sait que les Arabes, avec leurs moyens grossiers et imparfaits, ne tirent pas tout le parti possible de ce genre d'exploitation. Ils n'obtiennent de leurs mauvaises presses que des résultats très-incomplets, outre que leur huile épaisse et nauséabonde est détestable pour nos palais délicats. Les Français ont établi des usines qui fonctionnent depuis cinq ans, et leurs huiles limpides, douces, et d'un goût exquis, ne le cèdent en rien pour la qualité aux meilleures huiles de Marseille. Mais ces usines ne suffisent pas encore pour la masse des olives qui abondent dans ce pays, et ne sont pas assez bien installées pour les utiliser convenablement.

Nous ne ferons pas l'énoncé trop long des produits agricoles et industriels que la banlieue de Tlemcen donne dès ce moment à la consommation ou est susceptible de fournir au commerce et à l'exportation, lorsque la route d'Oran sera terminée, ou, mieux encore lorsque Tlemcen aura son port à Rachegoun, qui n'est éloigné que de 48 kilomètres.

Nous ne parlerons pas non plus de la flore des environs. Elle est ici à peu près la même que dans les autres localités de l'Algérie. Disons seulement, sans nous étendre longuement sur les règnes végétal et animal, que les bœufs et les moutons sont tellement nombreux dans la subdivision, qu'aujourd'hui la viande de meilleure qualité ne se paie, dans les boucheries civiles, que 40 centimes le kilogramme. Quant au pain, il est encore à un prix assez élevé, non pas tant par suite de faibles récoltes en blé, que parce que Tlemcen ne possède pas assez d'approvisionnements, et que la mouture n'a pas encore suffisamment trouvé de concurrence.

Quoi qu'il en soit, si jamais le problème de la vie à bon marché doit avoir un jour une solution en Algérie, ce sera assurément dans le pays que nous étudions.

IV. — MÉTÉOROLOGIE. CONSTITUTION ATMOSPHÉRIQUE.

La configuration du bassin de Tlemcen devait déjà faire pressentir que la chaleur n'y était pas très-forte en été, ni le froid très-vif en hiver. Si son voisinage du Maroc, si sa riche position agricole, au centre d'un pays très-fertile, qui l'avait fait considérer jadis comme le grenier naturel et l'entrepôt où venaient s'approvisionner les tribus sahariennes, si cette position doit donner un jour à Tlemcen cette importance militaire et commerciale à laquelle elle est forcément destinée, elle n'en est pas moins bien favorisée quant aux excellentes qualités du climat, avantage que ne possède à un aussi haut degré aucune autre ville de l'Algérie. En effet, son exposition élevée vers le nord, la quantité des eaux qui la rafraîchissent si agréablement pendant l'été, sa végétation luxuriante, sa proximité du Sahara algérien, qui, au fur et à mesure que le soleil monte, aspire de bonne heure les brises de la mer, destinées à remplacer l'air échauffé aux instants de la journée où les chaleurs sont les plus fortes, pendant que la montagne contre laquelle la ville est adossée la garantit des vents du sud; toutes ces causes réunies font que les oscillations thermométriques ne s'exercent pas sur une trop vaste échelle, que sa température est moins forte que sa latitude ne semblerait l'annoncer, et qu'enfin elle jouit à un haut degré des meilleures conditions hygiéniques exigées sous un climat chaud.

Non-seulement les brises de mer sont plus fortes dans la province d'Oran que partout ailleurs, mais le chiffre le plus élevé du thermomètre ne se maintient pas longtemps, et n'apparaît à Tlemcen que l'après-midi vers deux heures, par suite de cette circonstance que ces brises, à cause de la proximité de la mer, arrivent de meilleure heure pour rafraîchir l'atmosphère. Celle-ci ne s'élève à son maximum qu'après que l'équilibre s'est établi entre les colonnes atmosphériques provenant de la Méditerranée et celles qui viennent du Sahara.

La culture, la végétation et les moissons sont au moins d'un mois en retard comparativement au littoral, où l'hiver est moins rigoureux, la température plus douce et plus uniforme. Tlemcen tient à peu près le milieu entre la température d'Oran et celle des Ksours. On sait que dans les oasis, dans ces plaines immenses, si la chaleur est excessive pendant l'été, les brises n'ayant qu'une très-faible influence sur ces sables brûlants, les hivers y sont aussi beaucoup plus rigoureux que sur les bords de la mer. Quel ne fut pas l'étonnement de la colonne du général Cavaignac, lors de son expédition d'avril 1847, de se voir assaillie, sur les hauts plateaux, par les neiges et un froid glacial, qui devaient être, quinze jours plus tard, remplacés par les chaleurs de la zone torride! Ce sont là des accidents météorologiques qui, par les circonstances signalées plus haut, ne doivent pas s'observer dans le bassin de Tlemcen.

La température la plus basse que nous ayons observée à Tlemcen depuis 1842 a été de + 2°, et la plus élevée de 45° à l'ombre ; c'était en 1845.

Du reste, voici les maxima, les moyennes et les minima par mois, prises à neuf heures du matin et à trois heures de l'après-midi :

MOIS.	MAXIMUM.	MINIMUM.	MOYENNE.
	degrés.	degrés.	degrés.
Janvier...............	+ 14	+ 2	+ 8
Février...............	17	4	10
Mars.................	17	5	11,19
Avril................	21	9	14
Mai..................	26	10	19
Juin.................	29	15	22
Juillet..............	37	26	31
Aout.................	35	23	29,5
Septembre............	29	17	24
Octobre..............	26	13	21
Novembre.............	21	8	16
Décembre.............	15	2	9

La moyenne par trimestre a varié comme il suit :

1er trimestre, de................	9 à 11
2e trimestre, de................	18 à 20
3e trimestre, de................	26 à 27
4e trimestre, de................	12 à 15

La différence entre le minimum et le maximum dans la même journée n'a pas, comme on le voit, dépassé 18°.

La température moyenne de l'année, de 1842 à 1851, a été entre 17 et 18°.

Non-seulement le sirocco ne souffle que très-rarement à Tlemcen, mais on le supporte facilement, quoiqu'il soit assez intense pour déraciner les arbres. Il n'amène jamais sur notre territoire ces armées de sauterelles qui désolent de temps en temps les autres contrées de l'Algérie. Ce fléau n'a pas été observé par nous depuis 1842. Cependant, ces insectes se montrent presque tous les ans dans le cercle de Sebdou.

Le sirocco, quand il souffle sur la ville, vient indirectement et par rafales, se faisant plus particulièrement sentir sur les parties de la plaine qui ne sont pas, comme Tlemcen, garanties contre son influence pernicieuse. Cependant, il dessèche tellement l'atmosphère, que nous avons vu l'hygromètre descendre à 5 degrés.

Les vents soufflent pendant l'année d'après cet ordre de fréquence :

L'ouest, le sud-ouest, le nord-ouest, le nord, le nord-est, le sud, l'est, et le sud-est ;

Par trimestre :

Dans le premier : l'ouest, le sud-ouest, le nord-ouest, le nord, l'est, le sud, le sud-est, et le nord-est ;

Dans le second : l'ouest, le sud-ouest, le nord, le nord-ouest, le nord-est, le sud, l'est, et le sud-est ;

Dans le troisième : le nord, le sud-ouest, le nord-est, le sud, l'est, et le sud-est ;

Dans le quatrième : l'ouest, le sud-ouest, le sud, le nord-ouest, le sud-est, le nord, le nord-est, et l'est.

On voit que les vents dominants sont l'ouest et le sud-ouest pour l'hiver, et le nord pour l'été.

Nous n'avons jamais eu plus de cinquante jours de pluie dans une année, et encore elle ne tombe pas constamment, laissant par intervalle une longue série de beaux jours.

La moyenne des jours de pluie par année peut être évaluée à trente-cinq jours tout au plus. La moyenne de l'hygromètre est entre 50 et 55 degrés.

Le manque d'un baromètre nous a privé de la possibilité de faire des observations sur la pression atmosphérique.

Les mois où il pleut sont : octobre, novembre, décembre, janvier, février, mars et avril. Les pluies commencent surtout à tomber à la fin d'octobre, quelquefois en septembre, et il en tombe encore, mais rarement, en mai et en juin ; avantage que l'on n'a pas sur le littoral, où, chaque année, on attend avec tant d'anxiété un peu de pluie pour tempérer une sécheresse de trop longue durée, qui lasse et détruit l'espérance des cultivateurs.

Une année ne se passe pas, d'ordinaire, sans qu'il tombe de la neige à Tlemcen. Nous l'avons vue souvent couvrir nos montagnes d'une couche de 20 à 25 centimètres d'épaisseur, pendant que, à dix ou douze kilomètres vers le nord, on n'en voyait aucune trace.

Les gelées blanches sont fréquentes pendant l'hiver, ce qui explique l'absence des orangers sur le territoire. Les citronniers ne craignent pas tant le froid, car nous en avons vu en ville de magnifiques.

Le tonnerre ne gronde que pendant l'hiver, ou au printemps, lorsque des orages se sont accumulés pendant l'intervalle des beaux jours, où le soleil darde des rayons aussi ardents qu'aux mois de juin et de juillet dans le nord de la France. Nous n'avons pas connaissance que, pendant notre séjour, la foudre ait occasionné des ravages à Tlemcen ou dans les environs. Les montagnes élevées qui nous entourent ne nous garantissent-elles pas de ses terribles effets ?

Les brouillards humides et épais, si fréquents dans l'ouest de la France, s'observent rarement sur le bassin de Tlemcen. Seulement, au-dessus du cours des rivières et dans le fond des vallées, nous remarquons quelquefois, le matin, pendant l'automne surtout, comme une nappe blanchâtre de vapeurs floconneuses, qui, aux premiers rayons du soleil, se déchire en lambeaux, bientôt transportés au loin par les vents sous forme de nuages.

La pureté du ciel et l'ardeur du soleil ne durent réellement sans interruption que pendant les mois de juillet, d'août et de septembre. Il en résulte que l'économie, avec des précautions hygiéniques, peut aisément traverser cette période sans éprouver de bien fâcheuses influences. Le reste de l'année, les jours que nous ne considérons pas comme beaux sont couverts pendant quelques heures de la journée ; ensuite le ciel s'éclaircit, le soleil apparaît, et ses rayons répandent une chaleur bienfaisante.

Cependant, eu égard aux habitudes prises dans un climat chaud, on ressent très-vivement la moindre sensation de froid, et les variations de température, qui sont le caractère dominant de ce pays accidenté, sont funestes pour quiconque n'a pas la précaution de s'en garantir.

V.—STATISTIQUE.

D'après le tableau de la situation des Français en Algérie pour les années 1844-45, la subdivision de Tlemcen comporte 11,040 tentes et 66,240 habitants. Comme une partie du territoire appartient aujourd'hui à Sidi-bel-Abbès, ce chiffre n'est pas aussi considérable, outre qu'en 1845 il s'est fait une grande émigration des Beni-Amers dans le Maroc, où la plupart ont péri.

Quelques tribus, comme les Beni-Mathar, campent sur les hauts plateaux une grande partie de l'année, d'où ils descendent au printemps pour faire paître leurs troupeaux dans le pays qui leur fournit d'ailleurs, en échange de leurs laines, le blé et l'orge nécessaires à leur nourriture. D'autres, au lieu d'habiter la tente, passent l'hiver dans des gourbis ou des grottes.

Les Beni-Amers formaient la tribu la plus considérable de la subdivision de Tlemcen. Elle se distinguait des autres par la politesse de ses manières, une mise plus recherchée, et des habitudes d'ordre, rares chez les Arabes. On trouve chez les Ouled-Ali, les Hazdj et les Ouled-Zair une aristocratie de famille qui, sous le nom de Djouad (noble), occupait autrefois tous les emplois du commandement. Chez ces derniers, la plaine du Zeidour passe pour la contrée la plus productive. Partout on rencontre des ruisseaux et des sources nombreuses, des jardins, des champs de blé, de melons et de pastèques, de maïs et de millet.

Ces fractions de tribus ont des troupeaux considérables de bœufs, de moutons et de chameaux, et exploitent pour les transports les bœufs, porteurs très-estimés, que les propriétaires ne vendent pas volontiers.

L'industrie du pays est peu développée. Elle consiste principalement dans le tissage des laines. Les Ouled-sidi-Kalled fabriquent des tapis, les Ouled-Soliman des burnous noirs, et les Ouled-Balays des couvertures pour les chevaux.

Les Ghossels passent pour les meilleurs cultivateurs de la province. Ils ont 300 cavaliers et 1,200 fantassins armés. Mais ils sont fort peu estimés comme guerriers. Il existe un proverbe arabe qui dit : « Ghossel, sabre de fénouil. » Leur territoire est d'une fertilité remarquable. On y récolte du blé et de l'orge. Ils élèvent beaucoup de chameaux et de bœufs porteurs. Cette tribu, voisine de Tlemcen, s'enrichit par un commerce incessant.

Sur le territoire des Beni-Ournid, des Beni-Smiel, des Ouled-Ouriah, on trouve des forêts de chênes à glands doux, des chênes verts et lièges, le chêne kermès, les genèvriers du Ténériffe et le cèdre d'Afrique, dont on fait des poutrelles employées dans la construction des terrasses. Tous les transports se font à dos de mulet ou d'âne. Ce sont eux qui apportent à Tlemcen le bois à brûler et le charbon. Leur pays se couvre de bonne heure de neige, qui suspend leurs travaux et les force à descendre dans la plaine chez les Ghossels, auxquels ils paient une redevance à ce sujet.

Les Sahab-el-Ouad tissent pendant l'hiver le sparte de leurs montagnes, et en font des paniers recherchés sur le marché.

Les Beni-Snous, en grande partie Kabyles, logent dans des villages et ont une grande industrie de burnous noirs et de haicks, de tapis de sparte brochés en laine, de nattes de kalfah, et font un commerce important de miel.

L'industrie de Nédroma consiste à fabriquer des tissus d'une toile étroite et grossière, qu'on emploie pour les tentes. On y trouve aussi des articles de cordonnier et de grandes jarres pour la conservation de l'huile et du beurre.

Les Oulaça confectionnent, avec les feuilles du palmier nain, des cordes, des paniers, et d'énormes chapeaux élégamment tressés avec de la soie de diverses couleurs, qui servent à garantir du soleil les cavaliers arabes pendant les courses d'été. Ils ont en outre de riches troupeaux, et produisent du miel en abondance. Une fois un comptoir établi à l'embouchure de la Tafna, en face de Rachegoun, cette tribu, au moyen de relations commerciales nouvelles, verrait croître rapidement ses richesses, en vendant les produits de son sol fertile.

Les Angad et les Hammianes, dont les transactions seront un jour fréquentes avec les Européens sur le marché de Sebdou, pour le commerce des laines, ont envoyé cette année à Tlemcen une grande quantité de kerfès, les champignons-truffes du désert, que l'on sert souvent sur nos tables comme un mets excellent.

La population de Tlemcen et de la banlieue peut être évaluée à 15,000 habitants, dont 3,500 Koulouglis, 4,000 Hadars, 2,905 indigènes des villages arabes, 2,100 Juifs, et 2,495 Européens. Ceux-ci se décomposent en 1,393 Français et 1,102 étrangers, la plupart Espagnols.

La garnison est de 5,000 hommes.

Les indigènes de la ville se livrent presque tous à la culture des jardins et des terres de la banlieue. Ils possèdent de nombreux troupeaux de bœufs, de chèvres et de moutons, qui viennent parquer chaque soir dans l'intérieur de leurs cours

Ceux qui ne s'adonnent point à la culture se livrent à l'industrie. Les uns tissent des haicks de laine que les femmes portent en toute saison, et dont les hommes eux-mêmes s'enveloppent sous leur burnous. D'autres font, avec des cuirs du Maroc, des pantoufles jaunes, chaussure habituelle de tous les indigènes de l'ouest. Quelques-uns brodent en soie et en or les selles, les brides et les chabyres que les cavaliers arabes recherchent avec empressement. Un petit nombre montent ou réparent les armes. Enfin, il en est beaucoup qui vivent dans la paresse.

Le commerce des étoffes en laine et des denrées coloniales, des galettes, des fruits, des légumes, etc., se fait en général par les Musulmans, tandis que les juifs, dont quelques-uns font de l'orfévrerie grossière et raccommodent les vieilles babouches, ont à peu près seuls le monopole du grand négoce, qu'ils partagent avec les Européens.

La population que l'on nomme Haouzia est formée de gens venus de toutes les tribus, et servent de jardiniers ou de fermiers aux Koulouglis et aux riches indigènes.

Il nous arrive chaque année une foule de Marocains, d'une sobriété extrême, employés comme excellents manœuvres aux ouvrages de maçonnerie. Ils ne s'en retournent dans leur pays qu'après avoir amassé un petit pécule, qui les met pour longtemps au-dessus du besoin.

Le nombre des nègres peut être de 600 environ.

Les différends survenus entre les Koulouglis et les Hadars, lors de la domination française dans la province d'Oran, et qui avaient transformé pendant quelques années Tlemcen en un vrai champ de bataille, se sont entièrement effacés, et ces deux fractions vivent aujourd'hui en très-bonne intelligence.

Il existe à Tlemcen vingt et une écoles primaires (mekteb) chez les indigènes pour les enfants de 6 à 10 ans, et quatre écoles secondaires (medressa) pour former les taleb. Les Mocrabeds, ou éducateurs, sont payés sur les revenus des mosquées. La plus célèbre de ces écoles est celle de Sidi-Boumedine, qui possède aujourd'hui 24 élèves, venus de très-loin, attirés par la réputation des professeurs et la sainteté du lieu.

Un service médical pour les indigènes est établi au bureau arabe, où un médecin français donne chaque jour un grand nombre de consultations avec des médicaments gratuits. Les Arabes ont une grande confiance en nos médecins. M. Navarre, aide-major au 9e de ligne, a opéré avec succès, dans les tribus, plusieurs cas de cataracte. A côté des médecins français, la petite chirurgie et les pansements sont faits par cinq thébibs arabes, au nombre desquels figure le fameux Ben-Zerga, le chirurgien d'Abd-el-Kader, auquel la *Gazette médicale* a donné les honneurs d'une biographie. Ces cinq thébibs administrent en outre à leurs compatriotes malades des drogues innocentes, avec force versets du Coran comme amulettes.

Les Arabes commencent à consentir à recevoir les soins des médecins français pour leurs femmes; c'est surtout quand elles sont menacées de perdre la vue par suite d'une ophthalmie purulente. Témoins des heureux résultats du nitrate d'argent dans cette maladie, tout préjugé s'efface pour eux devant ce moyen héroïque.

Malgré la sobriété et les faibles besoins des indigènes, leur aisance décroît tous les jours à côté de l'activité industrielle et agricole des Européens. Par contre, l'aisance a augmenté chez les tribus: celles-ci, en effet, cultivent la terre, tandis que les Maures ne travaillent presque pas.

L'État a concédé aux Français 300 maisons au moins, dont 250 ont été passablement restaurées, et 450 hectares de terre propres au jardinage, arrosables en totalité et arrosés deux fois par semaine. Chaque famille a son petit jardin de 12 à 15 ares pour ses besoins domestiques. Malgré ces avantages, il en est encore un grand nombre dans la gêne, moins par suite du défaut de ressources, que par les mauvais éléments inhérents à toute nouvelle colonisation, dont est en partie composée cette population aventurière ou pauvre.

VI. — HISTORIQUE.

Si l'on s'en rapporte, dit Mac-Carthy, au livre des époques, Tlemcen n'aurait commencé à devenir la grande ville, la ville royale, que dans le neuvième siècle. Auparavant, ce n'était qu'une petite ville berbère nommée Aguadir (enceinte), appelée aussi Kala (château), et qui fut occupée par les Romains à partir du quatrième siècle, ainsi que l'attestent plusieurs inscriptions tumulaires romaines, recueillies par le chef du génie de Tlemcen. Elles portent les années 370, 478, 481, 505, 508, 511, 516, 520. A cette époque, elle était, sous le nom de Regia, le centre d'une colonie, *Tremen colonia*, et faisait partie de la Mauritanie Césarienne.

Conquise, à l'époque de l'invasion des Arabes, par les premiers grands Musulmans passés en Afrique, elle tomba, lors de la division du kalifat d'Orient, sous la domination des rois de race berbère. Quelques nobles (djouad) prétendent encore être les descendants sans aucun mélange des premiers conquérants venus de l'Yemen. Les Maures firent plus tard de Tlemcen la capitale d'un vaste royaume, qui s'étendait des rives de la Malouia aux montagnes de Bougie. Dès lors, le pays devint le théâtre de luttes acharnées, et son histoire n'est qu'un long récit de guerres continuelles, depuis ce fameux siège, en 1286, par Abi-Said, frère du sultan de Fez, qui l'assiégea pendant sept ans, et fit construire dans son camp une ville dont on voit encore les ruines dans le Mansourah, jusqu'au blocus du commandant Cavaignac.

Il existe dans la mosquée de Sidi-Boumedine une inscription curieuse. On y lit : « Don de deux moulins légués à titre habous, sis à Kala-Béni-Mâla, hors de la porte Bab-Kachoul. » Kâla-Béni-Mâla était un ancien fort, dont on voit encore les restes près des grottes, au sud de la ville; il servait de caserne pour la cavalerie régulière des sultans de Tlemcen, composée de 1000 chevaux; les ferrures des portes étaient en argent. Et encore : « Don de la moitié de l'ancien bain, sis dans la ville du Mansourah (la protégée de Dieu), l'an de l'hégyre 739. » Cette année correspond à l'an 1357 de notre ère. Une autre inscription fait connaître que la mort de Sidi-Boumedine eut lieu en 574, qui correspond à l'année 1191.

Devenue l'alliée des Espagnols, Tlemcen excita, dans le seizième siècle, la jalousie des Turcs, qui s'en emparèrent, en laissant toutefois un simulacre d'autorité au dernier des Béni-Zian. Mais bientôt elle reçut une garnison turque, et, depuis cette époque, elle n'a pas cessé d'être au pouvoir des beys de l'ouest, jusqu'à la conquête d'Alger par les Français.

Peu après 1830, la population de Tlemcen reçut avec acclamation un prince qu'elle avait été demander à l'empereur du Maroc pour la gouverner ; mais bientôt le prince fut obligé de fuir devant les Koulouglis soulevés, qui prétendaient à la continuation des privilèges dont jouissaient les Turcs leurs ancêtres, et, la France étant intervenue, l'empereur du Maroc rappela les troupes qu'il avait envoyées dans l'ouest de l'Algérie. La ville n'en fut pas plus tranquille. Elle accepta, puis rejeta le pouvoir d'Abd-el-Kader, appela une garnison française en 1836, et, à la paix de la Tafna, en 1837, fut de nouveau soumise à l'Emir. Les troupes d'Abd-el-Kader l'évacuèrent en 1842, à l'approche des troupes du général Bugeaud.

VII. — CAUSES DES MALADIES. — CONSTITUTION MÉDICALE.

Sous un climat si heureux en apparence, le plus sain peut-être de toute l'Algérie, il existe une foule de causes de maladies dont l'émigrant sera sans cesse assailli.

Ces causes sont sont de deux sortes :

1° *Causes dépendantes du climat.*

Quoique la chaleur ne s'y élève pas autant que sur le littoral et dans la plupart des localités de l'Algérie, elle n'en est pas moins très-sensible, et doit être en grande partie cause des maladies endémo-épidémiques. Mais elle n'est nuisible à la santé que parce qu'elle ne règne pas d'une manière uniforme à tous les instants de la journée. Toutefois, on en atténuerait singulièrement les effets si l'on avait le soin de se prémunir contre les alternatives subites entre une chaleur élevée et une température plus basse. En effet, les personnes aisées, qui peuvent rester dans leurs appartements pendant les heures les plus chaudes de la journée, et qui prennent, le jour et la nuit, toutes les précautions commandées par une hygiène convenable, n'en subissent aucune influence fâcheuse. Mais le militaire et le colon ne sauraient jouir du même avantage. Il est inutile de rappeler les fatigues et les privations imposées au premier par les nécessités de la guerre. Quant au colon, obligé de vivre de son travail, peut-il faire comme l'homme aisé, peut-il s'abandonner à cette paresse et à cette nonchalance dans lesquelles s'engourdit l'indigène, ennemi de la fatigue? Non assurément. Si pour lui la chaleur du climat et surtout les changements brusques de température sont dangereux, c'est qu'il est obligé, forcément et malgré lui, de subir des nécessités quelquefois aussi impérieuses que celles qu'on impose au soldat.

Les rez-de-chaussée sont en général très-malsains, lorsque, après avoir été exposé aux rayons d'un soleil ardent, on y entre tout couvert de sueur. La différence entre la température de l'intérieur et celle de l'extérieur est tellement sensible, qu'il semble que l'on s'introduit dans une glacière. Malheureusement, on ne prend pas toujours la précaution de changer de linge, et la chemise mouillée se sèche aux dépens de la chaleur du corps.

Les étages supérieurs, surtout sous les toits en tuiles, ont aussi un grand désavantage qu'il est utile de signaler. Exposés pendant le jour à une forte chaleur solaire, augmentée par la réverbération, ils se transforment le soir en de véritables étuves. Pour pouvoir se livrer au sommeil dans les chambres embrasées, on laisse la nuit, les portes et les fenêtres ouvertes, afin d'avoir de la fraîcheur, et l'on se couche légèrement couvert. Le refroidissement de l'atmosphère survient, et, le matin, on se réveille avec une diarrhée ou une ophthalmie.

Une longue pratique nous a appris qu'il ne fallait

pas chercher la cause de diarrhées rebelles ailleurs que dans l'état des habitations et dans la mauvaise habitude de ne pas se garantir suffisamment, pendant le sommeil, contre le refroidissement de la nuit. Ce froid relatif est tellement à craindre, que nous avons connu plusieurs personnes prises subitement de diarrhée pour n'avoir pas boutonné la tunique à l'épigastre pendant le travail de la digestion.

Beaucoup de précautions sembleraient futiles à ceux qui sont acclimatés. Mais il n'en est pas de même pour les nouveaux immigrants, pour ceux surtout qui viennent du nord de la France. Le médecin, dans ses conseils, doit entrer dans les détails les plus minutieux, ayant pour but d'éviter le plus léger refroidissement pendant l'action des chaleurs. Ces conseils ne sont pas généralement suivis. Le colon nécessiteux, l'homme peu soucieux de sa santé quand il se porte bien, ne se soumettent pas facilement à des ménagements qui n'ont jamais été dans leurs habitudes, et ils préfèrent récriminer contre le climat, plutôt que d'essayer d'en atténuer les influences, que le temps et l'expérience feront disparaître à une époque plus ou moins éloignée.

Non-seulement la chaleur produit par elle-même des effets nuisibles, mais encore, en activant le dégagement des émanations insalubres des foyers d'infection, elle nous paraît être une cause puissante de débilitation et de maladies. Aussi devons-nous lui attribuer le développement des affections qui frappent principalement la population indigène.

2° *Causes accidentelles.*

Parmi ces causes figurent en première ligne les miasmes. Il n'existe, il est vrai, dans le bassin de Tlemcen, aucun marais type formé par le débordement des eaux, ni aucune filtration permanente due à la perméabilité du sol; cependant, le dégagement des miasmes a lieu sur certains points, ne serait-ce que sur le bord des rivières et des ruisseaux nombreux qui alimentent les vallées en donnant naissance à cette brillante végétation que nous connaissons.

Selon M. le docteur Jacquot, les irrigations des jardins de Tlemcen, que le soleil dessèche, seraient autant de foyers miasmatiques développant la fièvre. M. Cambay, notre prédécesseur, affirme aussi avoir constaté des fièvres pernicieuses occasionnées par séjour seul dans les murs de Tlemcen. Pour nous, Tlemcen jouit d'une immunité absolue contre les fièvres de nature paludéenne. Les brouillards qui inondent la plaine vers l'automne, et auxquels on pourrait, à la rigueur, attribuer le développement des fièvres, disparaissent aux premiers rayons du soleil, et ne s'étendent, du reste, que très-rarement sur la ville.

En admettant même que les irrigations destinées à la fertilisation du sol pussent avoir quelque influence funeste sur la santé, ne faudrait-il pas qu'elles fussent pratiquées sur une plus large surface et sous le vent dominant ? Or, c'est précisément au sud et à l'est de la ville qu'on les observe, sur les points d'où les vents soufflent le plus rarement. Ce qui prouve le mieux leur innocuité, c'est que les habitations construites au milieu de ces jardins, sans cesse inondées par des miasmes dont l'influence devrait être nuisible, n'ont jamais été considérées comme insalubres.

Sans doute les travaux exécutés à l'Isser et au Rio-Salado en 1842, d'où nous vinrent tant de malades atteints de fièvres, furent la cause de cette épidémie qui occasionna une grande mortalité dans nos salles. Ici, la cause était palpable. Cependant, nos troupes ont continué à camper au même point sur l'Isser, et quoique, depuis, il ne se soit fait aucun remuement de terrain, et malgré l'absence de marais dans le voisinage, les fièvres, moins graves à la vérité, ne s'y sont pas moins déclarées en toute saison. A quelle cause devons-nous les rattacher ? Il suffit d'avoir, comme nous l'avons fait, couché quelques nuits dans cette localité, pour découvrir la véritable cause de son insalubrité. L'Isser coule de l'est à l'ouest dans une vallée fortement encaissée. Les vents d'ouest y soufflent les trois quarts de l'année, et produisent la nuit un froid si vif que, vers trois heures du matin, si l'on n'a pas eu la précaution de bien se couvrir, on se réveille le corps tout glacé. Ce fait nous a été attesté par tous les aides-majors qui y ont séjourné quelque temps avec les troupes, et M. le docteur Béchade regarde cette circonstance comme la principale cause déterminante des cas de choléra, qui s'est déclaré dans le camp en 1849. Ce froid de la nuit se fait sentir d'autant plus vivement, qu'il contraste davantage avec la chaleur du jour, si brûlante dans ce lieu encaissé, parfaitement disposé pour absorber fortement les rayons du soleil. Si nous ajoutons, comme cause d'insalubrité de ce point, la nappe de brouillards qui enveloppe la vallée dans les matinées d'automne, ne trouverons-nous pas une explication suffisante de l'existence des maladies qu'on y signale?

La vallée de l'Amiguier, dans laquelle nos troupes ont campé plusieurs fois, et qui a toujours été féconde en fièvres, outre qu'elle offre un terrain bas, humide, et par conséquent miasmatique, présente la même disposition que la vallée de l'Isser. C'est ce qui nous fait craindre que cette localité, sur laquelle il est question d'établir un village français, soit un jour meurtrière.

Pour un grand nombre d'Européens, l'acclimatement n'a lieu qu'après une crise pathogénique due à l'action du climat, ou au toxique paludéen, ou enfin à ces deux causes réunies. Une fois cette crise passée, au bout d'un an ou dix-huit mois, on peut espérer, avec de l'hygiène toutefois, et en quittant les endroits miasmatiques, une longévité avancée. D'après des inscriptions tumulaires romaines recueillies au hasard dans le cimetière des Juifs à Tlemcen, par MM. Mangay et Dubern, on voit que le climat était favorable à ce peuple; on y lit, en effet, que les décès ont eu lieu à 70, 80, et même à 85 ans.

Nous devons reconnaître trois saisons distinctes à Tlemcen. La première, caractérisée par l'invasion des affections endémo-épidémiques, comprend les mois de juin, juillet, août et septembre. La seconde, la plus longue, comprend les mois d'octobre, novembre, décembre, janvier, février et mars. C'est l'époque où les maladies, sans être aussi nombreuses que pendant la première saison, donnent le plus de mortalité. Elle est caractérisée par l'invasion des fièvres, par les affections consécutives aux maladies de l'été, la cachexie paludéenne, les dyssenteries chroniques, etc., et, sur la fin, par les maladies sporadiques seules, ou intercurrentes, interposées alors au milieu des affections chroniques. La troisième enfin, tantôt plus longue, tantôt plus courte, selon les années, possède un état neutre, c'est-à-dire qu'elle est caractérisée par les affections franches n'ayant aucun lien de parenté avec les maladies endémo-épidémiques.

VIII. — PATHOLOGIE.

Aux deux ordres de causes générales auxquels s'associent plus ou moins les causes individuelles, correspondent deux manifestations morbides principales : 1° la maladie paludéenne avec toutes ses formes; 2° la diarrhée ou la dyssenterie avec ses complications, deux groupes très-distincts, suivant nous, dont nous avons essayé de faire connaître les différences les plus saillantes dans notre mémoire sur la cachexie paludéenne.

Les unes appartiennent réellement au climat, à l'instabilité atmosphérique; les autres dépendent beaucoup plus de l'influence miasmatique. Enfin il existe des maladies qui doivent rencontrer une cause directe et immédiate dans des influences toutes locales, toutes individuelles, comme la malpropreté, par exemple, et le défaut d'hygiène chez les Arabes ou les Juifs, tandis que nous en observons quelques-unes tout-à-fait isolées ou sporadiques.

Examinons successivement ces catégories.

I. — *Affections endémo-épidémiques.*

1° *De la diarrhée et de la dyssenterie.*—Ce sont les maladies les plus généralisées à Tlemcen, celles que l'on observe le plus souvent, l'hiver comme l'été, chez l'indigène et l'Européen, dans l'enfance comme dans l'âge adulte et la vieillesse, celles enfin qui nous offrent la plus forte mortalité.

Sur 12,851 malades traités par nous depuis 1842, 5,496 ont été atteints de dyssenteries ou de diarrhées, distribuées ainsi selon les trimestres :

Dans le 1er trimestre.........	705
Dans le 2e trimestre.........	964
Dans le 3e trimestre.........	2,471
Dans le 4e trimestre.........	1,356
Total......	5,496

Le mouvement de ces maladies doit sans doute éprouver nécessairement des perturbations plus ou moins variables, selon que les expéditions ont lieu à telle ou telle époque, et suivant une foule de circonstances appréciables. Cependant, le chiffre le plus élevé s'est constamment offert dans les mois de juillet, d'août et de septembre. Ce trimestre fournit lui seul un chiffre de dyssenteries presque égal à celui des trois autres. Viennent ensuite, par ordre de fréquence, le quatrième, le deuxième et le premier trimestres. Quant à la mortalité par suite de ces affections, le quatrième et le premier offrent le chiffre le plus élevé ; ainsi elle a été :

Dans le 4e	trimestre,	de 1 sur 5
Dans le 1er	—	de 1 sur 5,9
Dans le 2e	—	de 1 sur 13
Dans le 3e	—	de 1 sur 18,5

Ainsi, le trimestre le plus chargé en dyssenteries n'est pas celui où l'on observe la plus forte mortalité. Cela se conçoit. Dans le troisième trimestre, un grand nombre de dyssenteries se présentent, mais chez des hommes neufs et peu débilités, tandis que dans le quatrième, l'économie s'est graduellement affaiblie par suite de rechutes répétées, ou de la prolongation des affections intestinales. Il en résulte que les dyssenteries devenues chroniques sont beaucoup plus meurtrières.

La dyssenterie, très-souvent, dépend moins de l'action du climat en elle-même, que des influences morbides dues aux fatigues, aux privations, au mauvais régime, qu'entraînent les exigences de la guerre. En effet, dès le moment où les troupes de notre subdivision ont pu jouir de meilleures conditions hygiéniques, non-seulement le nombre des dyssenteries a diminué, mais encore la mortalité est tombée de moitié. Ainsi, la mortalité était de 1 sur 5,8 en 1843, de 1 sur 6,8 en 1844, de 1 sur 6,9 en 1845, de 1 sur 6,8 en 1846; tandis que depuis la reddition d'Abd-el-Kader, qui nous a procuré la paix et la tranquillité, elle n'a plus été que de 1 sur 14 et de 1 sur 15. Chaque année les résultats tendent à devenir de plus en plus satisfaisants.

Les affections du foie, nées sous les mêmes influences que celles qui provoquent la dyssenterie, semblent présenter la même gravité que celle-ci, sans pour cela être dans un rapport constant de fréquence. Ainsi, dans les premières années, sans parler des hépatites, nous constations à l'autopsie un abcès du foie sur quatre dyssenteries neuf dixièmes, et, aujourd'hui encore, nous retrouvons la même proportion dans les cas graves, puisque depuis 1847, époque de la prise d'Abd-el-Kader, sur 195 dyssenteries terminées par la mort, nous avons signalé 38 fois des abcès dans l'organe hépatique, ce qui fait à peu près 1 sur 5.

Cette coïncidence constante entre les abcès du foie

et la dyssenterie ne doit-elle pas tenir évidemment à l'identité des mêmes causes, qui nous paraissent être de préférence l'action du climat et les variations atmosphériques? Nous ne rappellerons pas les nombreuses considérations avec lesquelles il nous serait facile d'appuyer notre conviction. Nous renvoyons à notre mémoire sur la cachexie.

Nous laissons là aussi la symptomatologie de la dyssenterie et des abcès du foie. Ce serait nous entraîner trop loin.

2° *Des fièvres intermittentes et rémittentes.* — La marche de ces affections, à Tlemcen, paraît suivre la progression des dyssenteries dans leur fréquence.

Sur un nombre de 4,587 fièvres ou affections consécutives à ces fièvres, observées depuis 1842, nous avons eu :

Dans le 1er trimestre	554
Dans le 2e	536
Dans le 3e	1,921
Dans le 4e	1,576
Total	4,587

Le maximum a lieu dans les mois de septembre ou d'octobre, tandis que pour la dyssenterie, qui donne ordinairement le signal de la saison endémo-épidémique, il a lieu au mois d'août ou à la fin de juillet.

Une remarque digne d'intérêt, c'est que les fièvres et la dyssenterie ne sont pas également fréquentes dans la même année. Lorsque l'une domine, l'autre est plus rare. En 1843 et en 1844, le contingent des fièvres n'atteignait que les chiffres de 143 et de 320, lorsque les dyssenteries fournissaient les nombres de 592 et de 983. Au contraire, en 1845 et en 1847, le chiffre des affections paludéennes domine, tandis que celui des dyssenteries diminue. En 1845, nous avions 696 fièvres contre 461 dyssenteries, et, en 1847, le chiffre de ces dernières était de 764 contre 1,012 fièvres périodiques.

Les expéditions font monter dans notre localité le nombre des affections intestinales, qui reste constamment, pendant la paix et la tranquillité, au-dessous du chiffre des affections paludéennes. Ainsi, l'année 1848 donne 873 fièvres et 616 dyssenteries; 1849 fournit 478 fièvres et 461 dyssenteries; et enfin 1850 donne 382 fièvres et 364 dyssenteries. Il n'existe aucun rapport entre la bénignité des affections paludéennes et la gravité des dyssenteries. En 1845, nous n'avons eu qu'un seul décès sur 116 fièvres, et, dans la même année, la mortalité par suite de la dyssenterie n'en a pas moins été de 1 sur 6,9.

Une infinité de circonstances font, du reste, varier considérablement la mortalité dans ces deux groupes de maladies. Que des soldats, que des colons séjournent, par exemple, pendant plusieurs nuits, dans des localités marécageuses, réputées très-insalubres, ils seront atteints de fièvres d'autant plus graves, que leur séjour aura été plus ou moins long et l'impaludation plus active, sans pour cela offrir aucune trace d'affection intestinale, et la mortalité parmi eux sera en rapport avec la quantité du toxique absorbé. Si, au contraire, les fatigues et les infractions hygiéniques se multiplient pendant les chaleurs excessives, les dyssenteries seront très-nombreuses, et leur gravité sera en rapport avec l'intensité des causes complexes qui auront surgi sur l'organisme. En 1843 et en 1844, les troupes ont été sans cesse en mouvement dans la subdivision, et la mortalité par suite de la dyssenterie a été de 1 sur 5,8, et les fièvres n'ont fourni qu'un décès sur 27. Ce chiffre est un peu plus fort qu'il ne l'est ordinairement. Il est dû à la formation des postes insalubres de Sebdou et de Lalla-Marghnia, où la troupe a exécuté alors de grands remuements de terres.

En 1845, la mortalité générale n'a été que de 1 sur 16,15, parce que les troupes ont pu jouir dans la garnison d'un calme à peu près complet, qui ne fut interrompu que par l'insurrection de la fin de septembre. Dans cette année, le chiffre des fièvres l'emporta sur le nombre des dyssenteries. La mortalité la plus forte eut lieu en 1846. Elle fut de 1 sur 6,5 pour la dyssenterie, et de 1 sur 13 pour les fièvres, parce que, à cette époque, les troupes furent exténuées de fatigues pour réprimer l'insurrection, et parce qu'il ne fut pas toujours loisible de choisir son campement d'après les règles hygiéniques.

La catégorie des fièvres et des affections consécutives a donné 144 décès depuis 1842, ce qui fait 1 sur 32.

Mais dans notre subdivision, le danger n'est pas beaucoup à craindre lorsque ces maladies sont primitives ou à l'état aigu, puisque 17 cas seulement se sont terminés par la mort par suite d'accès pernicieux. Il n'en est pas de même lorsqu'une fois l'économie a subi, par suite d'altérations organiques consécutives, ces transformations pathologiques, désignées, à juste titre, sous le nom de cachexie.

Celles-ci ont été au nombre de 448, et ont fourni 127 décès, 1 sur 3,5. Il est donc de la plus grande importance de s'attacher à combattre les accidents primitifs, si l'on veut éviter cette cachexie, qui n'en est que la conséquence, et dont la mortalité est si effrayante.

Ces affections ou états pathologiques consécutifs se répartissent ainsi :

OEdème des extrémités	21
Cachexie proprement dite	111
Ascite et anasarque	53
Hydropisie méningienne	21
OEdème du poumon	4
OEdème de la glotte	1
Engorgement chronique de la rate	112
Engorgement chronique du foie	52
Epistaxis	28
A reporter	403

Report	403
Epanchement sanguin, macules	14
Hématémèse	1
Hémoptysie	2
Névrose du mouvement	9
États typhoïdes	19
Total	448

La population civile fournit proportionnellement une mortalité plus forte que les militaires. Ceux-ci sont aujourd'hui bien nourris, bien vêtus, et logent dans des casernes saines et spacieuses. Ils n'ont plus les mêmes privations à essuyer comme il y a quelques années. La classe civile, au contraire, la classe nécessiteuse, bien entendu, ne peut pas se procurer la même aisance. La plupart, pour subvenir à leur subsistance, sont obligés de travailler, pendant tout le temps des chaleurs, à la fenaison, logeant dans des gourbis aux récoltes, etc. Un grand nombre logent, en ville, dans des maisons humides, mal abritées la nuit. Leur régime, toujours éventuel, subit de grandes variations dans la quantité et la qualité, et n'est presque jamais réglé suivant les principes de l'hygiène. Aujourd'hui, s'ils sont dans l'abondance, ils dépensent leur argent en liqueurs spiritueuses.

Mais lorsque, par des améliorations soutenues, par des travaux de culture et d'assainissement, et par l'aisance, on aura fait disparaître les causes accidentelles; lorsque, par une hygiène bien entendue et le confortable, le colon et le militaire pourront combattre les effets du climat et toutes les causes morbides inhérentes au pays, ne sera-t-il pas possible d'atteindre d'excellents résultats, et d'arriver à un chiffre de mortalité égal à celui que l'on observe en France? Nous l'espérons; car déjà l'observation est venue confirmer nos convictions, et nous croyons fermement que toutes les influences fâcheuses du moment finiront par diminuer et disparaître. Dès lors, il sera possible de s'acclimater sur cette terre, considérée par quelques auteurs trop rigoureux ou systématiques comme un foyer insalubre où les Européens, voués à des causes continuelles de maladie et de mort, ne parviendraient jamais à s'implanter d'une manière définitive.

Depuis l'établissement de nos quatre villages dans la banlieue, qui date déjà de deux années, sur un chiffre de cent cinquante Européens, nous n'avons eu que cinq décès. Les fièvres y ont disparu complètement, grâce à la culture, au bien-être, et aux améliorations constantes apportées en vue de la salubrité.

Une question très-importante nous a été adressée par l'autorité : à savoir, si le territoire de Tlemcen est préjudiciable à l'enfance. On conçoit que si le nombre des décès l'emportait sur le chiffre des naissances, il ne serait jamais possible de nous implanter dans ce pays. Nous le savons, tous les enfants s'élèvent difficilement en Algérie, et l'épreuve de l'acclimatement est très-dangereuse à cet âge. La diarrhée, se montrant partout comme une condition presque indispensable de la première dentition, se montre ici beaucoup plus longtemps que ne le comporte le travail de l'éruption dentaire. Elle est plus abondante, et plonge les petits malades dans un affaiblissement lent et progressif, qui se termine presque toujours par des évacuations alvines sanguinolentes.

Mais devons-nous uniquement nous en prendre à l'influence du climat? La pénurie d'une partie de la population, le délabrement, l'humidité et la malpropreté des habitations, les vicissitudes atmosphériques et une mauvaise alimentation, ne sont-elles pas des causes débilitantes qui, jointes à l'incurie, à l'insouciance, et surtout à l'ignorance des mères de famille pour l'hygiène qui conviendrait, doivent nécessairement être très-dangereuses à un âge aussi tendre! L'enfance, en raison de sa grande faiblesse et de son impressionnabilité plus active, ne devra-t-elle pas moins résister aux causes morbides que l'âge adulte? Il n'est donc pas étonnant que, par le seul fait des mauvaises conditions hygiéniques, et faute des précautions exigées dans un pays chaud, remarquable par son instabilité atmosphérique, les enfants s'élèvent moins facilement que dans les contrées les plus salubres de la France. Mais ces causes étant du nombre de celles qu'il est possible d'atténuer par une hygiène appropriée, ne serait-il pas en notre pouvoir de conjurer les maladies qui pèsent sur l'enfance, moins toutefois à Tlemcen que partout ailleurs, et de réduire la mortalité dans des proportions compatibles avec les exigences de l'acclimatation?

II.—*Affections sporadiques.*

Sur 12,851 malades traités par nous, figurent 2,768 maladies sporadiques, fièvres typhoïdes, affections encéphaliques, gastro-entérites simples, fièvres éruptives, maladies thoraciques, rhumatismes articulaires, choléra, affections diverses, etc. (1). Sur ce chiffre de 2,768, nous avons eu 299 décès, 1 sur 9, et, abstraction faite du choléra, 1 sur 15,5.

1° *Fièvres typhoïdes.* — Elles sont très-rares à Tlemcen. Nous n'en avons observé que 120 cas, et encore nous n'avons souvent devant les yeux que des états typhoïdes dangereux sans doute, puisqu'ils conduisent ordinairement les malades au tombeau, mais sans offrir, à l'autopsie, les véritables lésions de la fièvre typhoïde. Lorsque cette affection se présente, elle s'observe chez les jeunes gens nouvellement débarqués, et jamais chez ceux qui ont un long séjour à Tlemcen. La mortalité, plus forte qu'en France par suite de cette affection, tient moins à l'intensité des

(1) Notre division aurait eu plus de justesse en établissant trois groupes : 1° endémo-épidémiques; 2° épidémiques (choléra, fièvres éruptives); 3° sporadiques.

symptômes qu'à la débilité consécutive des malades, due à la longueur de la maladie et au dépérissement amené par une diarrhée rebelle, qui, s'opposant à une réaction salutaire, entraîne presque toujours le marasme et la mort. Nous n'avons jamais vu la fièvre typhoïde coïncider avec la dyssenterie.

2° *Fièvres éruptives.* — Nous avons observé, en 1846 et en 1847, une épidémie de fièvres éruptives, 9 rougeoles, 27 varioles, dont 7 terminées par la mort en 1846 ; et, en 1847, 1 rougeole, 1 scarlatine hémorrhagique mortelle, et 40 varioles, dont 5 seulement ont été suivies de décès.

ANNÉES.	MALADIES.	NOMBRE.	DÉCÈS.
1846	Rougeole	9	»
	Variole	27	7
1847	Rougeole	1	»
	Scalatine	1	1
	Variole	40	5
	TOTAUX	78	13

En même temps que cette épidémie se déclarait dans l'hôpital, elle faisait d'énormes ravages dans la population civile, et surtout chez les indigènes.

Quoique la plupart de nos varioleux nous eussent présenté des traces vaccinales, la maladie n'en fut pas moins très-grave. Sur les 27 cas de 1846, 12 malades étaient vaccinés, et ce fut précisément chez ces derniers que les décès se déclarèrent. Il en fut de même en 1847. Malgré le principe admis généralement que les personnes vaccinées ne sont atteintes que de variole bénigne, discrète, ou de varioloïde, et non de variole confluente et intense, les faits que nous avons observés lors de cette épidémie ne seraient pas favorables à cette opinion. Ils sembleraient fortement parler en faveur de la revaccination; du moins en Algérie, La population européenne, par suite de l'exubérance de la vie de relation et de l'importance capitale de l'organe cutané dans ce pays, ne serait-elle pas plus exposée que dans les climats tempérés à la contagion variolique, au milieu d'un peuple qui, par cela même qu'il ne jouit pas des bienfaits de la vaccine, est beaucoup plus exposé à subir les terribles ravages de la variole?

Malgré les efforts tentés pour propager chez nos indigènes l'heureux préservatif, le préjugé et l'insouciance le proscrivent généralement, tandis que les tribus civilisées du littoral l'ont déjà accueilli avec reconnaissance. Aussi, quand le fléau les visite, fait-il chez eux de nombreuses victimes, trouvant, du reste, un aliment facile dans la malpropreté, l'incurie, et dans toutes les conditions insalubres de leur hygiène privée.

Les Juifs comprennent mieux les bienfaits de la civilisation. Ils reçoivent avec empressement tout ce qui peut augmenter leur bien-être et éloigner les maladies, quand ils n'ont point d'argent à débourser; aussi la vaccine est-elle recherchée pour leurs enfants autant que par la population européenne.

3° *Affections pulmonaires.* — Quoique très-nombreuses à Tlemcen, ce qui devait être prévu, en raison de sa position topographique, de sa température peu élevée en hiver, et surtout à cause des vicissitudes atmosphériques, les pneumonies ne présentent pourtant pas de gravité. Elles n'ont donné, en effet, que 35 décès sur 286 cas. Les résultats devront varier, sans doute, selon les différentes méthodes de traitement ou d'autres causes accessoires; cependant, nous sommes disposé à attribuer cette bénignité à l'heureuse influence du climat. Celui-ci apporte une telle modification dans l'économie, que ces affections, malgré leur identité pathologique, diffèrent essentiellement de celles de la France, sous le rapport de leur expression symptomatologique. Leur physionomie est tellement distincte, qu'elles devraient être étudiées sous une forme spéciale, qui serait désignée sous le nom de pneumonie des pays chauds. Ainsi se trouve encore confirmée cette loi importante de pathologie générale et de pathogénie, que non-seulement chaque climat produit une modification physiologique particulière dans l'organisme, mais encore qu'il exerce une influence toute spéciale sur les maladies sporadiques.

Phthisie pulmonaire. — Voici le nombre de nos phthisiques depuis 1842.

ANNÉES.	NOMBRE.	DÉCÈS.
1842	1	1
1843	1	1
1844	2	2
1845	1	1
1846	»	»
1847	2	2
1848	3	3
1849	2	»
1850	4	2
TOTAUX	16	12

Ces chiffres expriment le nombre des phthisies à l'état de suppuration, et parfaitement constatées. Sur seize cas, treize se sont terminés par la mort. Les trois autres malades ont été évacués sur l'hôpital d'Oran.

Le rapport du nombre des phthisies au chiffre des entrants a été de 1 sur 803, et quant aux décès, de 1 sur 84.

Au nombre des morts par suite de cette affection, figure un Arabe. C'est le seul cas qu'il nous ait été possible de constater par l'autopsie dans la population indigène.

Nous avons eu soin de signaler, dans toutes nos

nécropsies, les cas où nous avons rencontré des tubercules pulmonaires se présentant sous divers états.

Sur 1,104 décès, nous avons constaté 88 fois des tubercules du poumon dans les maladies suivantes :

Dans la dyssenterie..........	71
Dans la cachexie paludéenne....	4
Dans la bronchite chronique....	2
Dans les affections hépatiques...	2
Dans le choléra...............	5
Dans les maladies diverses.....	4
Total.......	88

Quant à leur nature, ils étaient :

67	fois à l'état caséeux.
18	fois à l'état crayeux ou plâtreux.
2	fois à l'état osseux.
1	fois à l'état miliaire.
Total.. 88	

Il est incontestable pour nous que la phthisie pulmonaire est rare dans la subdivision de Tlemcen, malgré la fréquence des maladies de poitrine qui y règnent.

4° *Choléra.* — Ce fléau est venu visiter Tlemcen en 1849. Le premier cas se déclara le 16 octobre, chez un civil venu d'Oran, où la maladie sévissait depuis un mois et faisait de nombreuses victimes. Nous avons eu à traiter à l'hôpital 262 cholériques dans l'espace de six semaines, 37 civils et 225 militaires. La mortalité s'est élevée au chiffre de 140, 29 civils et 111 militaires.

L'analyse des faits observés nous force à admettre que, dans cette épidémie, le choléra a été contagieux par infection. Nous en avons donné les preuves dans notre mémoire adressé, dans le temps, au Conseil de santé.

Depuis sa disparition, qui eut lieu le 6 décembre, deux mois se passèrent sans obsverer aucun symptôme cholériforme, lorsque, vers la fin de janvier 1850, une cholérine survint,

Les mois de février et de mars n'offrirent rien de notable.

Au mois d'avril, nouveau cas de cholérine.

A partir du mois de juillet, les maladies intestinales revêtirent le caractère cholérique, et nous eûmes à constater, dans le troisième trimestre, 20 cas de choléra, tellement simple, qu'un seul s'est terminé par la mort. C'est le seul cas que nous eûmes à déplorer sur les 31 cas de 1850.

Du mois de novembre 1850 au 11 février 1851, nouveau temps d'arrêt.

Mais le 11 février, une nouvelle épidémie se déclare, et, à la date du 6 juin, nous avions eu 54 cas et 25 décès.

Le choléra de 1849 a donné, en ville et à l'hôpital, 826 décès sur 1,101 malades.

La population étant de 18,429 habitants, cela donne 1 décès sur 22,3.

L'épidémie de 1851 a été moins étendue. Nous avons constaté aujourd'hui 149 cas et 89 décès.

En nous résumant sur les affections qui se sont offertes dans notre service depuis 1842, la mortalité, en y comprenant les 140 décès par suite du choléra de 1849, a été de 1 sur 11,64. En comparant cette mortalité à l'effectif de la population civile et militaire, elle sera de 1 sur 19 en 1844 (c'est la plus forte), de 1 sur 136 en 1850, et en moyenne pour les neuf années, elle a été de 1 sur 44.

6° *Ophthalmie.*—Nous devons mentionner une affection qui ne figure pas dans notre tableau, rare dans nos salles spéciales de médecine, mais fréquente en ville, qui règne tous les ans à Tlemcen sous forme épidémique, en même temps que les fièvres et les dyssenteries, circonstance qui la fait considérer par uelques auteurs, par M. Fuster entre autres, comme produite par les mêmes causes : nous voulons parler de l'ophthalmie.

Cette affection est beaucoup plus répandue chez les Arabes et chez les Juifs que dans la population européenne, civile et militaire.

Les premiers cas se déclarent au commencement des chaleurs, vers la fin de juin. Leur nombre augmente successivement en juillet, pour atteindre son summum au mois d'août. Ensuite, il décroît en septembre et en octobre, et cette affection disparaît entièrement pendant l'hiver et dans le printemps.

Les symptômes marchent avec une grande rapidité. Nous l'avons vue devenir quelquefois purulente dans l'espace d'une nuit. Dans un cas, l'œil s'est complètement vidé en moins de 24 heures. Lorsqu'un œil se prend, l'autre manque rarement d'être atteint à son tour, quelquefois en même temps, mais le plus souvent lorsque le premier est en voie de guérison ou détruit.

Dans tous les cas, si le remède se fait trop longtemps attendre, la vue est sérieusement compromise, et la cécité, qu'il était possible d'éviter au début, est acquise pour toujours.

On conçoit donc l'importance d'une affection qui expose à la cécité.

Nous ne rappellerons pas toutes les causes prédisposantes ou occasionnelles de l'ophthalmie; disons seulement que les causes les plus efficientes sont celles qui développent la dyssenterie. Ce sont : la chaleur, dont l'effet est de produire sur la surface cutanée et sur l'appareil oculaire une forte surexcitation ; les transitions brusques de température; le froid et l'humidité des habitations, contrastant avec l'extrême chaleur extérieure; les courants d'air, contre lesquels on ne prend pas assez de précautions, en laissant les portes et les fenêtres ouvertes pendant la nuit, lorsque les chambres où l'on couche sont beaucoup plus chaudes que l'atmosphère; le sommeil en plein air dans les jardins situés près des cours d'eau; l'encombrement et la viciation de l'air. Ce sont là les causes, faciles à saisir, qui, jointes à la malpropreté, à la misère, aux causes individuelles prédisposantes, font que les ophthalmies sont très-graves à Tlemcen, et qu'elles passent à l'état épidémique à l'époque des grandes chaleurs.

Le meilleur remède à opposer à l'ophthalmie est, sans contredit, la cautérisation avec le nitrate d'argent. Nous avons traité près de six cents cas avec ce topique, et, lorsque nous avons été appelé à temps, nous avons à peu près constamment réussi.

Que la maladie soit à sa première période, ou que la fonte purulente menace de détruire la vision, le nitrate d'argent nous paraît, dans tous les cas, le remède héroïque.

Nous avons employé, le premier à Tlemcen, le pinceau de blaireau, avec lequel nous portons sur le globe oculaire la solution minérale, dont la concentration doit être proportionnée au degré de la maladie. L'ophthalmie est-elle légère, nous appliquons pendant quelques secondes le pinceau préalablement trempé dans l'eau fraîche sur le nitrate, et nous le promenons ensuite sur toute la surface de l'œil. Il n'est guère possible, chez les enfants, de faire pénétrer autrement la substance caustique. Dans les cas graves, lorsqu'il y a chémosis, notre pinceau doit être couvert d'une solution beaucoup plus concentrée, afin que la cautérisation soit plus profonde.

Dans les cas simples, une seule application suffit ordinairement. Pour calmer la cuisson, le malade s'applique sur l'œil des compresses trempées dans l'eau froide, autant de temps que la douleur persiste. Dans les cas plus graves, nous avons recours à plusieurs cautérisations, mais elles ne doivent être employées qu'une seule fois dans les vingt-quatre heures. Autrement, on s'exposerait à augmenter l'inflammation sans aucun profit pour le malade.

A la suite de la cautérisation, l'amélioration est tellement spontanée, que, malgré la douleur vive qu'elle occasionne momentanément, les malades eux-mêmes sont les premiers à la réclamer avec instance, lorsque, à la suite d'une recrudescence, ils sont privés de sommeil. L'application du nitrate leur apporte, la nuit suivante, un calme bienfaisant, en chassant l'insomnie.

Les récidives dans une même saison ne sont pas rares. Nous avons vu l'inflammation frapper trois fois le même œil dans l'espace de deux mois. Dans ces cas encore, il ne faut pas hésiter à employer le même remède.

Il nous resterait à parler des maladies spéciales des indigènes. Elles sont trop connues pour qu'il soit utile d'y insister dans ce travail. Le tœnia paraît être endémique à Tlemcen. Nous en avons observé, dans l'espace de huit ans, six cas dans la population civile. M. Boulian en a vu sept chez les indigènes.

Quant au bouton de Biskara, il est complètement inconnu dans notre subdivision.

Nous ne remarquons pas, dans la population indigène, ces difformités si fréquentes dans les grandes villes de France. Leur rareté doit être rapportée bien plutôt à la mort prématurée des enfants cacochymes, qui ne peuvent longtemps survivre aux mauvais soins dont on les entoure, qu'à l'organisation robuste des parents.

La coutume barbare des Spartiates n'a jamais été mise en usage chez les tribus à l'égard des malheureux enfants souffreteux ou atteints de vices de conformation. L'infanticide n'est pas connu : la fécondité est trop honorée pour que les femmes aient recours à un crime qui les priverait du bonheur de la maternité. Il en est de même de l'avortement provoqué, si fréquent dans les pays civilisés, pour satisfaire des vues de coquetterie, ou pour faire disparaître les preuves d'une faute.

La prostitution officielle n'a jamais été reconnue chez les indigènes de Tlemcen. Aussi la pureté des mœurs des habitants lui avait-elle jadis acquis la réputation de ville sainte et vertueuse.

Tableau général des maladies traitées à Oran et à

ANNÉES.	FIÈVRES OU SUITES DE FIÈVRES. Nombre.		Décès.		Rapport.	DIARRHÉES, DYSSENTERIES, MALADIES ANNEXES. Nombre.		Décès.		Rapport.
A Oran. 1842.		147		6	1 sur 24,5		552		47	1 sur 11,9
A Tlemcen. 1843.	1er trimestre 42 2e — 39 3e — 34 4e — 28	143	» » 4 4	8	1 sur 18	81 142 247 122	592	22 9 32 39	102	1 sur 5,8
1844.	1er trimestre 16 2e — 17 3e — 181 4e — 106	320	1 1 2 5	9	1 sur 35	74 169 529 211	983	6 10 58 70	144	1 sur 6,8
1845.	1er trimestre 17 2e — 41 3e — 259 4e — 379	696	1 1 » 4	6	1 sur 116	78 63 152 169	461	22 7 6 31	66	1 sur 6,9
1846.	1er trimestre 112 2e — 138 3e — 190 4e — 96	536	14 9 7 10	40	1 sur 13	116 107 337 143	703	21 12 44 30	107	1 sur 6,5
1847.	1er trimestre 38 2e — 87 3e — 526 4e — 361	1012	6 5 10 8	29	1 sur 34	88 133 318 275	764	18 18 19 35	90	1 sur 8,5
1848.	1er trimestre 116 2e — 74 3e — 414 4e — 269	873	7 3 5 10	25	1 sur 35	62 113 269 172	616	11 3 14 15	43	1 sur 14
1849.	1er trimestre 168 2e — 89 3e — 127 4e — 94	478	2 1 3 4	10	1 sur 47,8	89 60 209 103	461	4 5 17 11	37	1 sur 12
1850.	1er trimestre 25 2e — 44 3e — 120 4e — 193	382	1 1 4 5	11	1 sur 34	48 81 161 74	364	3 3 9 10	25	1 sur 14,5
TOTAUX..		4,587		144	1 sur 32		5,496		661	1 sur 8,32

Tlemcen, de 1842 à 1850, dans le service de M. Catteloup.

AFFECTIONS SPORADIQUES.			TOTAL GÉNÉRAL.			EFFECTIF.	
Nombre.	Décès.	Rapport.	Nombre.	Décès.	Rapport.	Civils.	Militaires.
149	9	1 sur 16,5	848	62	1 sur 13,6	»	»
349	10	1 sur 34,9	1,084	120	1 sur 9	161	5,030
						5,191 2,595	
303	13	1 sur 23	1,606	166	1 sur 9,8	243	6,191
						6,434 3,217	
200	12	1 sur 16,6	1,357	84	1 sur 16,15	587	5,200
						5,787 2,893	
239	29	1 sur 8,7	1,491	176	1 sur 8,45	681	7,058
						7,739 3,369	
564	33	1 sur 17	2,340	152	1 sur 15,5	748	5,366
						6,114	
280	19	1 sur 1	1,769	87	1 sur 20,3	970	4,400
						5,370	
475	157 (1)	1 sur 3	1,414	204	1 sur 6,9	1,363	4,000
						5,363	
196	17	1 sur 11,5	942	53	1 sur 17,8	1,729	4,500
						6,229	
2,768	299	1 sur 9	12,851	1,104	1 sur 11,64	35,150	

(1) Nous avons eu, en 1849, 140 décès par le choléra.

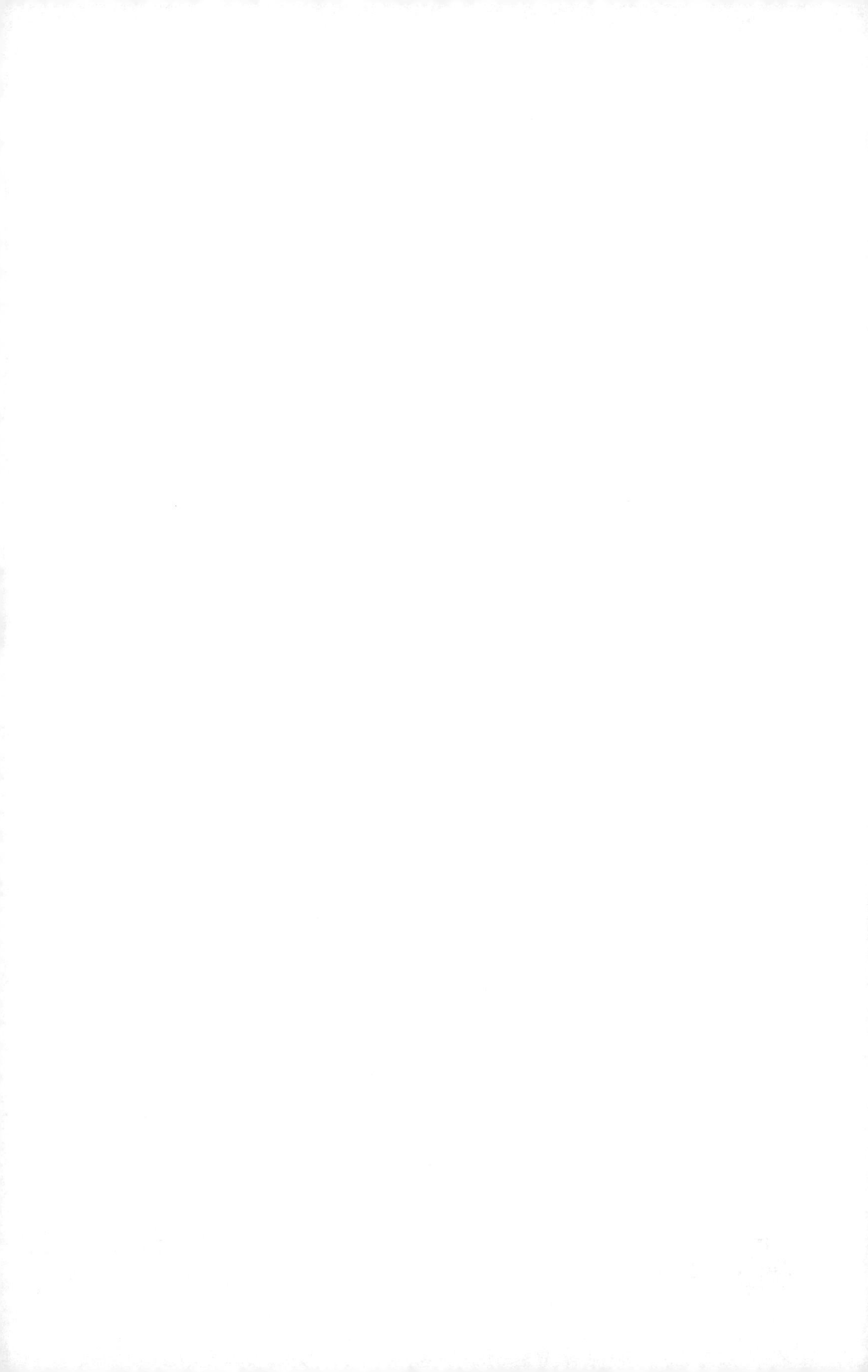

www.ingramcontent.com/pod-product-compliance
Ingram Content Group UK Ltd.
Pitfield, Milton Keynes, MK11 3LW, UK
UKHW031054260726
13965UKWH00006B/1371